JN134484

メタ炎症の秘密

慢性病は現代食から

続 新・免疫革命

崎谷博征 著

健康常識パラダイムシフトシリーズ6

鉱脈社

はじめに

本書では、前著『新・免疫革命』（二〇一八年七月刊）で取り上げることができなかった、微生物と免疫の関係、現代食（高脂肪）と炎症（「メタ炎症」と呼称）の関係について詳述しています。

私たちは、代謝と免疫をまったく関連付けなしに別々に学びます。しかし、本書では、この二つは、「形態形成維持」という生命の根本システムの、密接につながっている部分現象であることを最新の研究を交えてお伝えしていきます。

最近は、メインストリームの医学でも遺伝子研究や遺伝子治療にずいぶん陰りが見え始めています。そこで登場したのが、腸内細菌ブームです。腸内細菌によって健康が左右されるという研究がかなりの数にのぼっています。

しかし、私は以前から明確に腸内細菌ブームに異を唱えています。遺伝子を治療したり、有益な細菌（バクテリア）を投与したりすることで健康状態が回復することはありません。なぜなら、遺伝子異常も腸内細菌のバランスも健康状態の結果であって、原因ではないからです。

現代医学はたびたび、「原因－結果」を履き違え、結果を原因と勘違いして（一部は意図的に）治療しています。結果やその瑣末な過程にアプローチするのでは対症療法にならざるを得ません。対症療法は慢性病をさらに悪化させる結果になります。

これは、現在の自然災害（実は人災）と土木技術と同じ関係にあります。山（森）は、水脈と空気のフローがないと雪崩となって崩れます。よく山に向かうと、山の壁面をコンクリートで覆っている場所が目立ちますね。あるいは無計画な伐採と植林。このままに対症療法が山を大規模に崩壊させるのです。なぜなら、そこでは山の土壌の水脈や空気のフローを遮断して、土壌の保水力を弱めるからです。遮断されたところからは圧力が増してきます。その溜まった圧力は弱いところから一気に噴き出してきます。火山のマグマのように。これが土砂崩れです。正確には〝人工的〟土砂崩れです。

自然ではこういった大崩壊は、頻繁には起こりません。生命体も山や森と同じく、水、空気、そして電子のフローがないと、変態（細胞がガン化）するか、あるいは死滅していきます（拙著『ガンは安心させてあげなさい』参照）。私たちのからだも一時的にコンクリートで固めるようなこと（対症療法）をしてもやがて大崩壊が待ち構えています。

根本原因にアプローチせずして、問題解決はあり得ません。本書では、腸内微生物と免疫の関係から見えてくる真実と根本治療を詳しくお伝えしていきます。

さらに近年、現代食そのものが炎症を引き起こすことが注目されるようになりました。本書では、現代食そのものが免疫（『形態形成維持システム』の一つ）に及ぼす影響も重要なテーマとしてとりあげます。

その現代食とはずばり高プーファ（多価不飽和脂肪酸）食、つまり高脂肪食です（本書では特にことわりがない場合、高脂肪食＝高プーファ食あるいはプーファが含まれている高脂肪食という意味で扱っています）。現代食である高脂肪食が私たちの体内で処理すべき〝ゴミ〟として認識されている驚くべき事実をお伝えしていきます。

このような現代食では、まず脂肪組織に炎症を引き起こし、リポリシス（脂肪分解）を引き起こすことから全身に炎症が波及して慢性病を引き起こします。この高脂肪食（高プーファ食）によって全身に引き起こされる慢性炎症を「メタ炎症（metaflammation）」と呼んでいます。「メタ炎症」とはメタボリック・シンドローム（プーファで引き起こされる慢性病）と炎症を足した造語で、サイエンスの世界で今注目を集めています。

それは、メインストリームの医学の十八番である「飽和脂肪酸悪玉説」を強化すべく、この飽和脂肪酸がメタ炎症を起こすメカニズムが新たに発見されたことによりますが、このメカニズムが実は大きな誤認であったことを本書で詳述していきます。これだけでも現代の医学研究者にとっては驚愕になるでしょう。

前著『新・免疫革命』と併せて読んでいただけると、私たちが「免疫」と呼んでいるものの正体に迫ることができます。第2章のメタ炎症は、詳しいメカニズムをどうしても省けないために、少し難しく感じられるかもしれません。詳しいメカニズムは後回しで結構ですから、現代食（高プーファ食）と炎症・慢性病の関係を知っていただければと思います。代謝と免疫は、「形態形成維持」という観点から密接につながっているのです。

免疫も代謝も「形態形成維持」システムの部分現象です。微生物と現代食（高プーファ食）もその「形態形成維持」システムと深い関係があることを知っていただければ幸いです。そして、そこからみなさんの健康を脅かす慢性病の根本的な解決も見えてきますので、どうぞご期待ください。

目次

メタ炎症の秘密

慢性病は現代食から

第1章 微生物と免疫

第2章 メタ炎症(metaflammation)

第3章 結果には必ず原因がある——微生物とメタ炎症

第4章　メタ炎症による慢性病に対する根治療法

第 1 章
微生物と免疫

1　最高のプロバイオは赤ちゃんの便⁉

一般の消費者にもコマーシャリズムによって「プロバイオは腸、健康に良い」という感覚がかなり浸透してきているようです。最近知ったのですが、ヨーグルトや乳酸飲料だけでなく、ドッグ・フードにもプロバイオと称したものが入っていました。

プロバイオとは、簡単に言うと有用（健康増進）な腸内バクテリアのことです。

さて、赤ちゃんは大人が罹るような慢性病には罹りません。もちろん、加齢からくる病気（正確には加齢によって蓄積するプーファ、エストロゲンなどによって起こる病気）には縁がありません。ここに目を付けた研究者が慢性病の治療に効果的ではないかと考えたのが赤ちゃんのウンチでした。

三十四人の健康な赤ちゃんのウンチの三百二十一種類の微生物から選りすぐりの十種類のプロバイオを抽出し、それをマウスに投与しました[1]。そうするとマウスの腸内での短鎖脂肪酸の産生量が高まったといいます。ヒトの便を取り出して、この赤ちゃんの

〝ウンチ〟プロバイオを混ぜた実験でも、短鎖脂肪酸の濃度が高まったようです。これで赤ちゃんの〝ウンチ〟プロバイオは腸内の環境を整えるという結論を得たというのです。

この結論は正しいのでしょうか？　先の実験では、赤ちゃんのウンチからの三百二十一種類の微生物から十種類を選び取って培養しています。この時点でかなり作為的で、赤ちゃんのウンチそのものではなくなります。赤ちゃんのウンチそのものには他の微生物も含まれているので、自分たちが良いと考える十種類だけで、赤ちゃんのウンチが本当に良い働きをしているのかは何の検証にもなりません。

赤ちゃんのウンチそのものを与える方（便移植）が効果的だったのかもしれません。なぜなら、赤ちゃんはまだ糖のエネルギー代謝が高く、その結果、腸内微生物数も少なくコントロールできているからです。しかも、便移植するなら、母乳（プーファ・フリーの母親）で育った赤ちゃんのウンチですね。

そして、この研究ではそもそも「短鎖脂肪酸の量が増えることは良いことだ」という大前提から出発している点が間違っています。

短鎖脂肪酸の役割とはいったい何なのでしょうか？

2　腸内微生物が短鎖脂肪酸を合成しているのはなぜか？

私たちの腸で消化できない、あるいは消化が難しい食物繊維をエサとして、腸内のバクテリアは酢酸（acetate）、酪酸（butyric acid）などの短鎖脂肪酸（遊離脂肪酸）を産生します[2]。

微生物学や免疫学の教科書では、短鎖脂肪酸は小腸から吸収されて速やかにエネルギー源になるとされていますが、本当でしょうか？

ランドル効果やインシュリン抵抗性の病態（詳しくは後述します）にも見られるように、短鎖脂肪酸（遊離脂肪酸）をエネルギー源にすると糖の代謝が回らなくなります。生体システムは糖のエネルギー代謝が中心になっており、糖の代謝が回らなくなることを好むわけがありません。実際に酪酸など短鎖脂肪酸を過剰摂取すると腸の具合がおかしくなります。

それでは短鎖脂肪酸の役割は何でしょうか？　なぜ腸内微生物は短鎖脂肪酸を産出するのでしょうか？

［図1］腸粘膜の形態形成維持

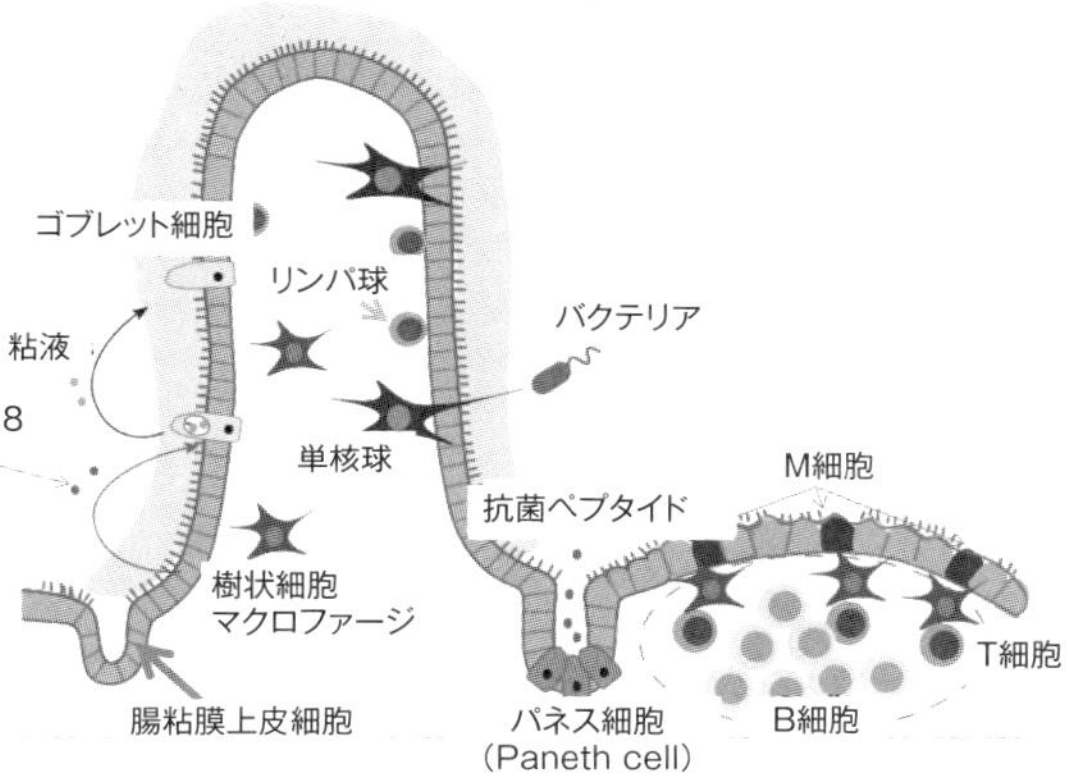

この短鎖脂肪酸は、好中球などの食細胞を刺激して活性酸素種（ROS）の放出や食作用を促します[3]。前著『新・免疫革命』で詳述しましたが、これは食細胞の細胞内のアンテナであるインフラマソーム（inflammasome）に短鎖脂肪酸が処理すべきゴミ（mess）として認識されることによります。この小腸内の食細胞の活性化によって、他のバクテリアなどの微生物の侵入も防がれているのです。

さらに、短鎖脂肪酸は、小腸粘膜細胞（上皮細胞）の細胞内にもあるインフラマソーム（inflammasome）も刺激します。その結果、小腸粘膜細胞からは持続的にインターロイキン18（IL-18）というサ

［図2］微生物が産生する短鎖脂肪酸は形態形成維持に

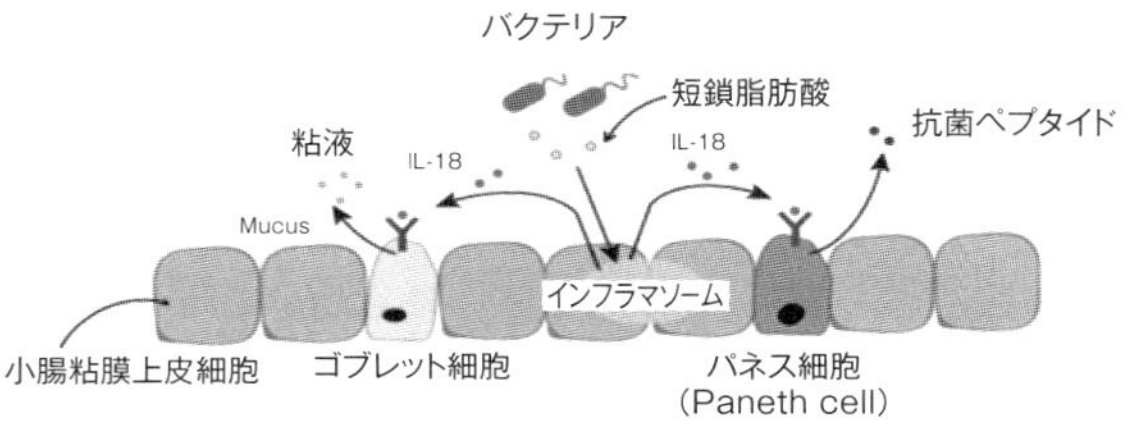

*Trends Mol Med. 2018 Mar;24(3):304-318*より引用

短鎖脂肪酸によって小腸粘膜上皮細胞のインフラマソームが活性化。放出されたインターロイキン18（IL-18）によってゴブレット細胞が粘液放出し、パネス細胞から抗菌ペプタイドが放出される。これによって小腸粘膜のバリア機能が維持され、病原性微生物の侵入が防がれる。短鎖脂肪酸は形態形成維持に寄与している。

イトカインが放出されます[4]。このサイトカインは腸粘膜細胞間にあるゴブレット細胞から粘液を腸管内に放出させたり、パネス細胞（Paneth cell）から抗菌ペプタイド（AMPs: antimicrobial peptides）を放出させたりして病原性微生物の侵入を防ぎ、腸粘膜のバリア機能をキープしています[5]。

一方、短鎖脂肪酸は小腸粘膜上皮細胞、食細胞のいずれのインフラマソームにも作用してインターロイキン1－β（IL-1β）を放出させます。このインターロイキン1－β（IL-1β）は持続的に放出されると慢性炎症を引き起こします。しかし、抗ガン剤治療時のように一過的に小

［図3］インターロイキンのような生理活性物質もコンテキスト（生命場）依存で作用が正反対

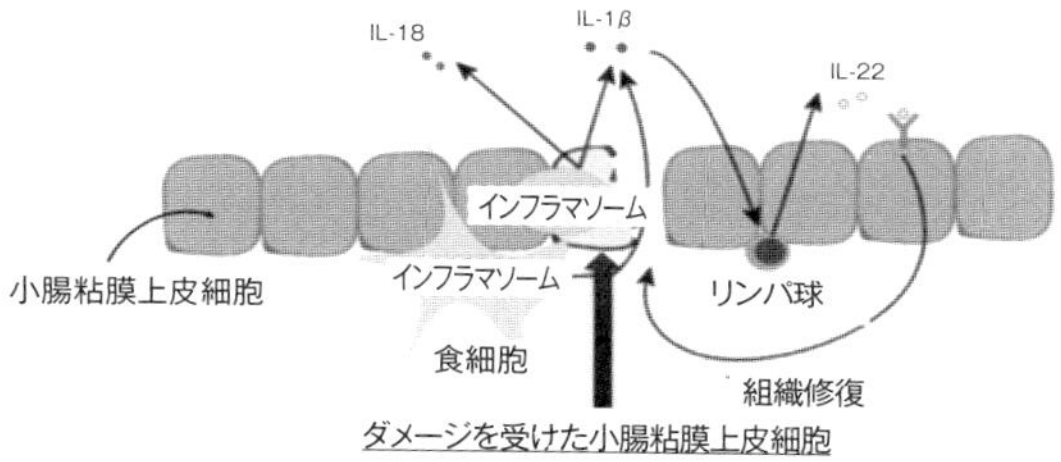

*Trends Mol Med. 2018 Mar;24(3):304-318*より引用

抗ガン剤などによってダメージを受けた小腸粘膜上皮細胞。食細胞および小腸粘膜上皮細胞のインフラマソームが活性化。放出されたインターロイキン1-β（IL-1β）はリンパ球を活性化。リンパ球から放出されたインターロイキン22（IL-22）によってダメージを受けた小腸粘膜上皮細胞を修復。

腸粘膜にダメージが及ぶような場合には、リンパ球に作用してインターロイキン22（IL-22）が放出されてむしろ組織修復に働きます[6]。インターロイキンのような生理活性物質もコンテキスト（生命場）依存で作用が正反対になるのです。

インフラマソームやＴｏｌｌ様受容体（TLR）は、食細胞のアンテナ（受容体）です。バクテリア、ウイルス、脂肪酸などの刺激を受けて食細胞を活性化します。この活性化が弱いと腸粘膜維持のように組織の健康の場を維持（ホメオスターシス）できません。

しかし、食細胞が活性化しすぎると、

今度はリンパ球まで巻き込んで〝病的〟状態である「炎症」を引き起こしてしまいます。これが、私が消化の悪い食物繊維の摂取に警告を鳴らしている一つの理由です。消化の悪い食物は、腸内（大腸内）のバクテリアのエサになり、過剰に増殖するとともに短鎖脂肪酸やエンドトキシン（内毒素）を過剰に放出し、炎症を加速することになります。

それ以外にも酪酸などの短鎖脂肪酸は、腸粘膜の底にある幹細胞（腸粘膜幹細胞）の増殖を抑えます[7]。腸粘膜細胞（腸上皮細胞）は、三〜五日で入れ替わる新陳代謝の激しい細胞です。したがって、過剰に酪酸があると幹細胞の増殖が抑えられて新陳代謝ができなくなります。また過剰な短鎖脂肪酸は、血液内に吸収されてランドル効果（詳しくは後述）による糖のエネルギー代謝（生命の中心システム）の阻害を引き起こします。その結果、体内に余分な脂肪蓄積が起こります[8]。

つまり、適度の量の短鎖脂肪酸が産生されて、その結果適度に食細胞が活性化している状態がベストということです。適度に活性化している状態では、食細胞が生命場のゴミ（debris）をスムーズに掃除しているといえるでしょう。

このように、難消化性の食物繊維が腸内微生物のエサとなって発酵される過程で産生される短鎖脂肪酸は、従来から唱えられているような私たちの細胞のエネルギー源にな

［図4］微生物が産生する短鎖脂肪酸の役割

▶ 好中球などの食細胞を刺激して活性酸素種（ROS）の放出や食作用を促進

▶ 小腸粘膜細胞を刺激してインターロイキン18（IL-18）というサイトカインが放出

↓

ゴブレット細胞から粘液を腸管内に放出させたり、パネス細胞（Paneth cell）から抗菌ペプタイド（AMPs: antimicrobial peptides）を放出

↓

病原性微生物の侵入を防ぎ、腸粘膜のバリア機能をキープ

るのではなく、腸内環境の形態形成維持が本来の役割だったのです[9]。短鎖脂肪酸が適度に食細胞を活性化する役割を果たしているのです。

3 リーキーガット（腸管漏出症候群）と自己免疫疾患

腸内環境の形態形成維持の破綻は、腸という局所の問題にとどまらず生命体全体にとっての死活問題に発展していきます。近年、腸のバリアが壊れる（小腸粘膜上皮細胞間の結合に隙間ができる）ことで、重症の感染症や自己免疫疾患を引き起こすことが報告されるようになりました[10]。

腸のバリアは、小腸粘膜上皮細胞どうしが隙

間なく結合することによって、無秩序に小腸粘膜から血管内に物質が移行することを防いでいます。この腸のバリアがあるおかげで、発がん物質や病原性微生物、あるいはそれに由来するゴミ（マンプス MAMPs、エンドトキシンがその代表）が血液の中に入って全身に循環することを最小限に抑えています。

この腸のバリアが何らかの原因によって壊されることを「リーキーガット（leaky gut）」と呼んでいます。この言葉は、ヒトの多くの慢性病を引き起こす原因であると、拙著『原始人食で病は治る』で初めて日本に紹介しています。専門用語では「小腸の透過性亢進（increased intestinal permeability）あるいは腸管漏出症候群」といいますが、最近ではサイエンス誌などに掲載される医学論文でも「リーキー（leaky）」（「漏れる」という意味）という単語を使っています。

リーキーガットの原因は、オメガ3などのプーファ（多価不飽和脂肪酸）[11]、セロトニン[12]、アルコール[13]など様々ありますが、バクテリアそのものでも引き起こされます。あるグラム陽性菌（Enterococcus gallinarum）は腸のバリアを破って血液内に入り、炎症を引き起こすことで全身性エリテマトーデス（SLE）などの自己免疫疾患を引き起こすことが報告されています[14]。全身性エリテマトーデスや自己免疫性肝炎の人の肝臓

［図5］リーキーガット（腸管漏出症候群）と自己免疫疾患

▶ 腸のバリア（小腸粘膜上皮細胞間の結合に隙間ができる）が壊れることで重症の感染症や自己免疫疾患を引き起こす

▶ リーキーガットの原因

オメガ3などのプーファ（多価不飽和脂肪酸）
セロトニン　エストロゲン　アルコール、バクテリア　etc.

▶ グラム陽性菌（Enterococcus gallinarum）は腸のバリアを破って血液内に入り、炎症を引き起こすことで全身性エリテマトーデス（SLE）などの自己免疫疾患を引き起こす

↓

バクテリアの血液内移行によって、バクテリア自体が炎症ゴミ（マンプス MAMPs）と判断されて食細胞の活性化が起こる

［図6］リーキーガット（腸管漏出症候群）と自己免疫疾患

▶ 全身性硬化症（systemic sclerosis）または強皮症（scleroderma）

・血液内に移行したバクテリアから産出されるエンドトキシン（内毒素）によって食細胞などのアンテナ（Toll-like receptor4（TLR4））が活性化

↓

リーキーガットがあると、バクテリアやその成分が血液中に移行（translocation）し、自己免疫反応を引き起こす

の生検検査（biopsy）でこのバクテリアが検出されています。

マウスの実験では、このグラム陽性菌に効果のある抗生物質（vancomycin or ampicillin）を使用することでリーキーガットによるバクテリアの血液内移行（translocation）を防ぎ、死亡率を低下させています。

バクテリアの血液内移行によって、バクテリア自体が炎症ゴミ（マンプス MAMPs）と判断されて食細胞の活性化が起こります。バクテリアが集積するリンパ節や肝臓で炎症が拡大するとやがて細胞が破裂死します。細胞が破裂死して細胞内成分が出るとそれがまたゴミ（ダンプス DAMPs）と判断されて自己免疫反応が起きます（詳しくは拙著『新・免疫革命』を参照してください）。

全身性硬化症（systemic sclerosis）または強皮症（scleroderma）とよばれる、全身の組織に線維化がおこる自己免疫疾患も、エンドトキシン（内毒素）によって食細胞などのアンテナ（Toll-like receptor4（TLR4））が活性化されることで引き起こされます[15]。

関節リウマチやクローン病では日和見感染（糖のエネルギー代謝&甲状腺機能低下の場合に感染）するバクテリア（Mycobacterium avium subspecies paratuberculosis, MAP）やウイルス（Epstein-Barr virus）の成分によって自己免疫反応が引き起こされることが注目されています[16]。

このようにリーキーガットがあると、バクテリアやその成分が血液中に移行(translocation)し、自己免疫反応を引き起こすのです。自己免疫疾患の鎮静に抗生物質が有効なのも、このリーキーガットによる自己免疫反応を抑える働きがあるからです。

4 抗生物質、胃薬とアレルギー

これは日本の研究ですが、五歳児において二歳までにペニシリンなどの抗生物質の使用経験のある子どもは喘息、アトピー性皮膚炎、アレルギー性鼻炎などのアレルギー疾患に有意にかかり易いことが報告されています[17]。

米国の最新の大規模調査では、生後六か月までに抗生物質の投与を受けると有意にアレルギー疾患になることが報告されました[18]。この調査では、胃酸を止める薬(H_2ブロッカー、プロトンポンプ阻害剤)の投与を受けても同じように有意にアレルギー疾患になることも分かっています。

抗生物質はバクテリアの増殖を止める物質ですから、抗生物質を服用すると体内に共生しているバクテリアも死滅します。そして投与した抗生物質に耐性のあるバクテリアのみが生き残ることになります。

この状態は、もともと私たちの体内に共生していたバクテリアのバランスを壊した結果に他なりません。現代医療では、胃酸を抑えることでも消化管内の微生物のバランスを壊すことになることまで意識が及んでいません。

これはバクテリアの例ですが、私たちと共生している微生物のバランスが崩れると免疫異常（アレルギー疾患）を引き起こすことになるのです。共生微生物が私たちの免疫システムに大きな影響を与えていることを示しています。

5　腸内細菌がなくなると健康体になる！

しかし、抗生物質で完全に腸内細菌を死滅させると、興味深いことに逆の効果が出ます。過去の研究で、完全に腸内の無菌状態のマウスは、通常のマウスよりも長生きであることが報告されています[19]。

これは腸内細菌によるエンドトキシン（内毒素）の負荷が低下することが要因になっ

ているとえられています。なぜなら増殖した腸内細菌から産出されるエンドトキシン（内毒素）は、血管に入って全身に炎症を引き起こすからです。慢性病や老化のほとんどにエンドトキシンが絡んでいます[20]。

また、腸内無菌状態のマウスでは、通常のマウスよりも各臓器に脂肪蓄積が少なく、体内産生の抗酸化物質も多い健康体であることも分かっています[21]。実際に無菌マウスに通常に育ったマウスの便移植をすると、六〇パーセントの体脂肪増加、インシュリン抵抗性および高血糖が起こります[22]。

アルコールによる肝臓障害も、腸内が無菌状態のマウスは、通常のマウスよりも起こりにくいことも報告されています[23]。アルコールはリーキーガットを起こす代表物質です。リーキーガットが起これば、腸内細菌が産出したエンドトキシンは大量に血管内に移行して、肝臓（その他の臓器にも）に炎症を引き起こします。

そして最新の研究で、腸内細菌を抗生物質で無菌状態にすると糖のエネルギー代謝が高まることが分かりました[24]。この研究では、実際に腸内を無菌状態にするとインシュリン感受性が高まることも分かりました。これは脂肪のエネルギー代謝を抑えられることが原因です。

つまり、腸内細菌がない状態にすると、健康なエネルギー代謝（糖のエネルギー代謝）に変化するということです。先の研究と併せても、腸内細菌フリーの方がスリムでかつ代謝が高い健康体と言えます。長寿になるのも当然ですね。

小腸内を無菌状態にするとインシュリン感受性が高まるということは、小腸内に存在するバクテリアによって糖尿病が引き起こされるということを示しています。エンドトキシンなどの小腸内のバクテリアの構成成分が糖尿病の発症に関与しているということです。

現実の社会では、腸内を完全に無菌状態にキープすることは無理ですから、腸内微生物の増殖を抑えることと、多様性をいかにキープするか（単一のバクテリアを過剰増殖させない）が鍵になります。実際に加齢とともに腸内細菌の多様性が低下すると、認知機能までが低下してきます[25]。

現在の腸内細菌を増やす目的でのプロバイオやプレバイオという考え方がいかに安易で危険かがお分かりになったと思います。腸内細菌の多様性やバランスは、あくまでも糖のエネルギー代謝が回っている一つの結果であって、その逆ではありません。

腸内微生物には腸内細菌の他にもウイルスが存在しますが、私たちの体の状態によってウイルスの種類や数が変化します[26]。つまり、腸内細菌を操作して健康になるのではなく、健康だから腸内細菌（ウイルスも含めて腸内微生物）が多様性とバランスを保っているのです。

森もその土壌の空気と水脈がフローしている（＝電子がフローしている）ところでは、腐敗はなく、多様な微生物、植生が繁栄しています。しかし、宅地造成などで人間の無秩序な開発をうけた森では土壌の空気と水のフローが止まることで、腐敗していきます。その土壌は微生物の多様性がなくなり、自然の浄化・貯水機能が失われていきます。これは、日本でトップレベルの造園家である高田宏臣さんから教わったことです。

つまり、土壌も空気と水のフローが止まった結果、微生物の多様性がなくなるということです。土壌の微生物の多様性がなくなったから、土壌が死んだのでありません。

私たちでいうと、糖のエネルギー代謝（＝電子）のフローが停滞した結果が腸内の微生物の多様性喪失ということです。死んだ土壌（現代人の体）にいくら有用微生物をまいても、それは死滅してしまうだけです。

このように一般の健康常識はもとより、現代医学でさえも原因と結果を履き違えていることが多いです。

6 緑内障も無菌状態では起こらない！

緑内障は、眼球内の圧力（眼圧といいます）が高くなることで、失明をきたすとされています。ではなぜ眼圧が高くなるのでしょうか？

欧米の眼科学会では、眼球の前部を循環している水（房水《ぼうすい》）がどこかで根詰まりを起こしてあふれかえるために、網膜（視神経）が圧迫されて失明するとしています。それではなぜ眼の水の循環が根詰まりを起こすのでしょうか？

現代医学では「原因不明」あるいは遺伝子異常としていますが、実は、眼圧を正常に戻しても緑内障が治るわけではありません。ましてや、日本では眼圧が最初から正常値の緑内障が多いのです。

ある研究論文では、緑内障は、関節リウマチ、SLE、潰瘍性大腸炎と同じ自己免疫疾患の可能性があることが報告されています[27]。この論文では、眼圧が高くなると、網膜には存在しないとされてきたリンパ球（T細胞）が網膜に入って炎症を引き起こしていることが示されています。

さて、リンパ球は何に対して炎症を起こしているのでしょうか？　それは、「熱ショックタンパク質（HSP）」とよばれる、ストレスがかかると体内で産生されるタンパク質です。「熱ショックタンパク質」は、バクテリアからヒトまでその構造が非常に似通っています（六〇パーセントは同じタンパク質構造）。

この論文のマウスの実験では、常在菌の「熱ショックタンパク質」に反応したT細胞が網膜に侵入し、自分の網膜の「熱ショックタンパク質」に対しても炎症を引き起こしていることが確認されました。これをバクテリアと人の組織の分子相似性（molecular mimicry）による交差反応（cross reaction）といいました（『新・免疫革命』参照）。

無菌状態のマウスでは緑内障は発症しません。また、緑内障の人は、そうでない人の五倍も「熱ショックタンパク質」に反応するリンパ球が多いことも分かっています。無菌状態だと慢性病には罹りにくいことが、緑内障でも示されたわけです。つまり、「炎症→組織の変性（＝緑内障）→眼圧の上昇」であって、「眼圧の上昇→緑内障」ではないということです。

この研究論文では、眼圧があがることがT細胞の網膜の侵入に必要としています。たしかに眼圧があがると網膜神経細胞にストレスがかかり、「熱ショックタンパク質」も産生されます。しかし、そもそもなぜ眼圧が上がるのかを突き止めていません。

房水の流れを妨げるものは、排水路（シュレム管といいます）の狭窄・閉塞です。排水路の組織が癒着や線維化で変性することが原因ですが、それは炎症によって引き起こされます。つまり、眼圧が上がることも緑内障の発症と同じく炎症が先にあるということです。

その証拠に片眼が緑内障であれば、たいていはもう片眼も緑内障の状態です[28]。もし、これが物理的に房水の流れが詰まることであれば、両眼に起こる確率は低いはずです。全身の組織に起こる炎症がベースになっているからこそ、両眼が緑内障になるのです。

遺伝子や腸内細菌でも同じですが、結果を原因と勘違いしているところに根本的な問題があります。緑内障も結果を原因と間違えていたのです（今までの緑内障の手術や点眼液はなんだったのでしょうか）。眼圧を下げても失明が防げないのは当然ですね。それは根本原因にアプローチしていないからです。

それでは原因のところの炎症がなぜ起きるのか？　それは『新・免疫革命』に詳述していますが、炎症ゴミ（病的な炎症を引き起こすゴミ）が眼球組織にも溜まるからです。その炎症ゴミの最大の原因は、プーファ（オメガ3&6）でした。

[図7] 腸内細菌がなくなると健康体になる！

▶ 腸内が完全に無菌状態のマウスは、通常のマウスよりも長生きする

▶ 腸内無菌状態のマウスでは、通常のマウスよりも各臓器に脂肪蓄積が少なく、体内産生の抗酸化物質も多い健康体になる

・無菌マウスに通常に育ったマウスの便移植をすると 60%の体脂肪増加、インシュリン抵抗性および高血糖が起こる

▶ アルコールによる肝臓障害も、腸内が無菌状態のマウスでは、通常のマウスよりも起こりにくい

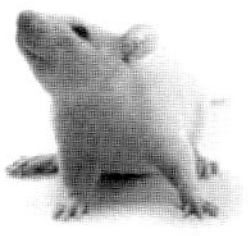

▶ 緑内障も無菌状態では起こらない！

▶ 腸内細菌を抗生物質で無菌状態にすると、糖のエネルギー代謝が高まる（インシュリン感受性が高まる）

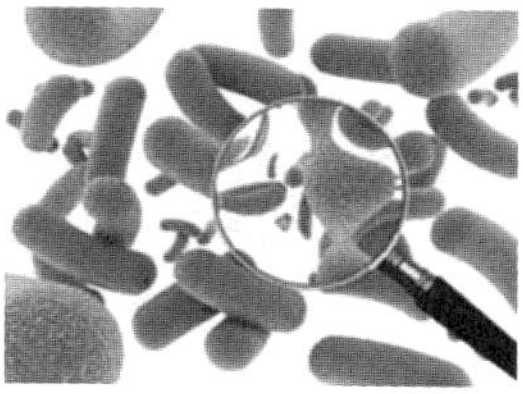

現在の腸内細菌を増やす目的でのプロバイオやプレバイオという考え方がいかに安易かつ危険か

↓

腸内細菌の多様性やバランスは、あくまでも糖のエネルギー代謝が回っている一つの結果にすぎない！

現代のサイエンスが、ここに示したような緑内障の根本原因に迫ることができるのは、随分先のことになるでしょう。

7 プロバイオ（プレバイオ）が危険な理由

自然治療家のみならず現代医学でも、有益なバクテリア（プロバイオ）を摂取するプロバイオテックスで、腸内細菌のバランスを整えると慢性病に効果があると思いこんでいます。しかし、プロバイオティクス、プレバイオティクス、その二つを足したシンバイオティクスの過去の臨床研究では、安全性の評価が不十分であることが警告されています[29]。

実はプロバイオ、プレバイオは、最終的に無菌状態が初期設定である小腸に乳酸を産生するバクテリアを増殖させることで全身にダメージを与えます（小腸は実際に大腸よりもバクテリアの数が少なく、多様性も少ない[30]。

プロバイオはもともと大腸に対して生着させる目的でデザインされています。しかし、実際は小腸に生着して過剰増殖することが分かっています。特に現代人のように甲状腺機能低下の場合には、胃酸や腸の蠕動運動が低下します。そうすると、大腸でなく小腸に投与したバクテリアが過剰増殖するのです。

これを如実に証明した臨床研究があります。なんと乳酸菌のプロバイオ（*Lactobacillus* species and *Bifidobacterium*）を摂取したグループで高率に判断力、記憶力、集中力の低下や意識混濁が認められたのです[31]。

これは過剰な乳酸菌が産生する乳酸が血液中に入り、脳に回ったからです。乳酸は生体毒で、特に脳神経細胞にダメージを与えるのです[32]。

乳酸の蓄積そのものが解糖系⇒ＴＣＡ回路の関所であるピルビン酸脱水素酵素（PDH）をブロックして糖のエネルギー代謝を止めます[33]。その結果、ミラクルホルモンである二酸化炭素も減少します（ＴＣＡ回路に電子が通らないため）。乳酸の血栓作用、循環不全作用は、二酸化炭素濃度を低下させるためです[34]。乳酸が蓄積すると細胞外に出されるのは、その毒性のためと考えられています。

乳酸は、ガンに対しては、ガン組織周囲を酸性にすることによって免疫抑制（食作用や細胞障害性作用の抑制）がかかるために増殖を促します。また同時に血管新生も促し増殖・転移に寄与しますので、ガンにとっては必須の物質といえます[35]。

その他にも乳酸はガンの増殖・転移に必要なインターロイキン1、TGF－βなどのサイトカインや低酸素誘導因子1（HIF-1）を活性化します。その中でも際立っているのが、アラキドン酸から誘導されるプロスタグランディンE_2（PGE_2）を乳酸が食細胞から放出させることです[36]。PGE_2は炎症だけでなくガンの増殖因子として重要な物質です。またPGE_2はアロマテースを活性化させてエストロゲンを産生させます[37]。

したがって、乳酸は単なる代謝産物ではなく、様々な生理活性機能を持ち、それが病気の場も作る原因になる物質といえます。その中でも糖のエネルギー代謝を止めることと、細胞内還元状態（細胞内アルカリ性＝病気の状態）にすることは、プーファ（多価不飽和脂肪酸）に匹敵するといえるでしょう。

慢性病の人では乳酸の値が高くなっています。この場合は糖の代謝が上手く行かずに（不完全燃焼して）、乳酸という廃棄物が作られているわけです。

私たちの体内で産生される乳酸タイプはL型乳酸とよばれています。一方、乳酸菌が産生する乳酸は、これと違ってD型乳酸といいます。問題はここからです。D型乳酸はL型乳酸よりも解毒するのが難しいタイプなのです（L型乳酸の処理でも貴重なエネルギーを消費してしまうデメリットがある）。

[図8] プロバイオ（プレバイオ）が危険な理由

- プロバイオ、プレバイオは最終的に無菌状態が初期設定である小腸に乳酸を産生するバクテリアを増殖させることで全身にダメージを与える（小腸は実際に大腸よりもバクテリアの数が少なく、多様性も少ない）
- 現代人のように甲状腺機能低下の場合には、胃酸や腸の蠕動運動が低下
  ⇒ 大腸だけでなく小腸にも投与したバクテリアが過剰増殖する
- 乳酸菌のプロバイオ（*Lactobacillus* species and Bifidobacterium）を摂取したグループで高率に判断力、記憶力、集中力の低下や意識混濁が認められた
  ・過剰な乳酸菌が産生する乳酸が血液中に入り、脳にダメージを与える（脳にダメージを負ったグループでは、有意に小腸に乳酸菌が異常増殖している）
- 特に状態の悪い人にプロバイオを与えると真菌血症、バクテリア血症（バクテリア、カビが血液中に入る）や腸粘膜の虚血症状が起こる

これらの脳にダメージを負ったグループでは、有意に小腸に乳酸菌が異常増殖していることも分かりました。脳にダメージを負ったグループの三分の一は、胃腸の動きが悪いことも判明しています。つまり、小腸にバクテリアが増殖しやすい状況であったということです。

ただ、脳の症状が出なかったグループと比較して有意に胃腸の動きが悪いことはなかったので、胃腸の動きが悪いことだけで脳の症状が出たわけではありません。やはり、「プロバイオの投与＋胃腸の動きの悪さ」によって小腸に乳酸菌が増殖した結果、小腸から

吸収された乳酸が脳に回ったと考えられます。

過去にもプロバイオによって、特に状態の悪い人には真菌血症、バクテリア血症（バクテリア、カビが血液中に入る）、腸粘膜の虚血症状が起こることが報告されています[38]。

治療目的で使用されるプロバイオの代表はビフィズス菌、乳酸菌、サーモフィルス菌です。この三菌の十五種類を投与した動物実験においても、腸管感染症（クリプトスポリジウム症）を悪化させる結果に終わっています[39]。

また、仮にプロバイオを投与しても、それが私たちの腸内に生着するのは少数に過ぎません。プロバイオのほとんどは、便として排出されるのです。あるいは一時的に生着してもすぐに便に排出されます[40]。これまでの研究では、便にプロバイオのバクテリアが認められることをもって、プロバイオが腸内に生着しているとしています[41]。しかし、便に認められるプロバイオのバクテリアは、腸に生着しないので便に出されているだけです（これも原因と結果を履き違えていますね）。

また、抗生物質による腸内バランスの変化を元に戻すために自分の便移植（Autologous FMT）を行うと、数日以内に腸内バランスが回復します。その一方でプロバイオを投与すると数か月もかかり、回復が遅れることが報告されています[42]。現代医療でも下痢症や抗生物質投与時に医薬品のプロバイオを投与することがありますが、これは回復をさらに遅らせる結果になりかねないのです。

このように、健康な人であればプロバイオによる諸問題をなんとか対処できても、すでに腸や全身の状態が悪い人への投与は危険です。

腸内細菌に関して、治療介入するのであれば、腸内細菌を過剰に増殖させないこと。そのためには、プロバイオや食物繊維（プレバイオ）のような消化の悪い食べ物（バクテリアのエサになる）を避けて、後述するようにエンドトキシンを減らすセルロースを含む食べ物（バクテリアが分解できない）の摂取を心掛けるようにしましょう（腸内バクテリアの増殖による小腸腸内細菌異常増殖症〈SIBO〉の危険性については、今後出版予定の本に詳述いたします）。

プロバイオを論じるときに、そもそも人為的に有益なバクテリアとして選別すること自体が、私は人間の思い込み（傲慢）だと考えています。人間の勝手な思い込みどおりに自然は動きません。

［図9］善玉・悪玉菌二分論の間違い

皮膚の
善玉菌：表皮ブドウ球菌

悪玉菌：黄色ブドウ球菌

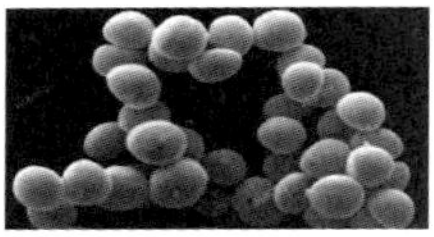

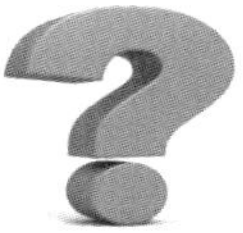

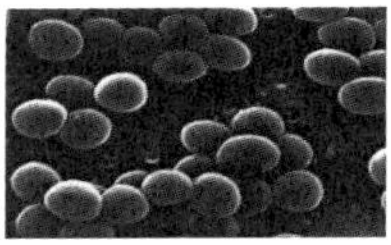

8 バクテリアも コンテキスト依存

黄色ブドウ球菌（Staphylococcus aureus）はアトピー性皮膚炎のひとつの原因とされています。それに対して表皮ブドウ球菌（Staphylococcus epidermidis）は、健康人の皮膚の主要な常在菌とされています。つまり、コレステロールの悪玉、善玉と同じように、皮膚の悪玉菌として黄色ブドウ球菌、善玉菌として表皮ブドウ球菌とされているのです。

しかし、黄色ブドウ球菌は健康の人の皮膚にもコロニー（colony：集団）を作りますが、皮膚炎を起こしません。一方、善玉であるはずの表皮ブドウ球菌は、ときに感染症を引き起こします[43]。実際に表皮ブドウ

[図10] バクテリアの善悪二元論の間違い

▶ 黄色ブドウ球菌は健康な人の皮膚にもコロニー(colony: 集団)を作るが、皮膚炎を起こさない

▶ 表皮ブドウ球菌は、ときに感染症を引き起こす
・表皮ブドウ球菌は、集中治療室の血流感染(bloodstream infection)の少なくとも22%の原因であり、新生児、とくに未熟児の感染症による死亡の主要な原因

▶ ピロリ菌は、世界人口の約半数の人口の胃に共生しているが、実際に潰瘍や胃がんを引き起こすのはほんの数パーセントにも及ばない
・ピロリ菌との共生によって結核や小児喘息に罹りにくくなる

球菌は、集中治療室の血流感染(bloodstream infection)の少なくとも二二パーセントの原因であり、新生児、特に未熟児の感染症による死亡の主要な原因になっています[44]。

消化性潰瘍、胃がんなどの原因として除菌が勧められているピロリ菌(Helycobacter pylori)も悪玉菌のように喧伝されています。ピロリ菌は、世界人口の約半数の胃に共生していますが、実際に潰瘍や胃がんを引き起こすのはほんの数パーセントにも及びません[45]。それはかりか、ピロリ菌との共生によって結核や小児喘息に罹りにくくなります[46]。

ちなみに結核菌や同じ種属のらい病菌(鼠らい菌 Mycobacterium lepraemurium)は、感染したとしても一生のうちで発症するのはたった五〜一〇パーセント程度に過ぎません[47]。感染症も感染する微生物の問

[図11] バクテリアもコンテキスト依存 I

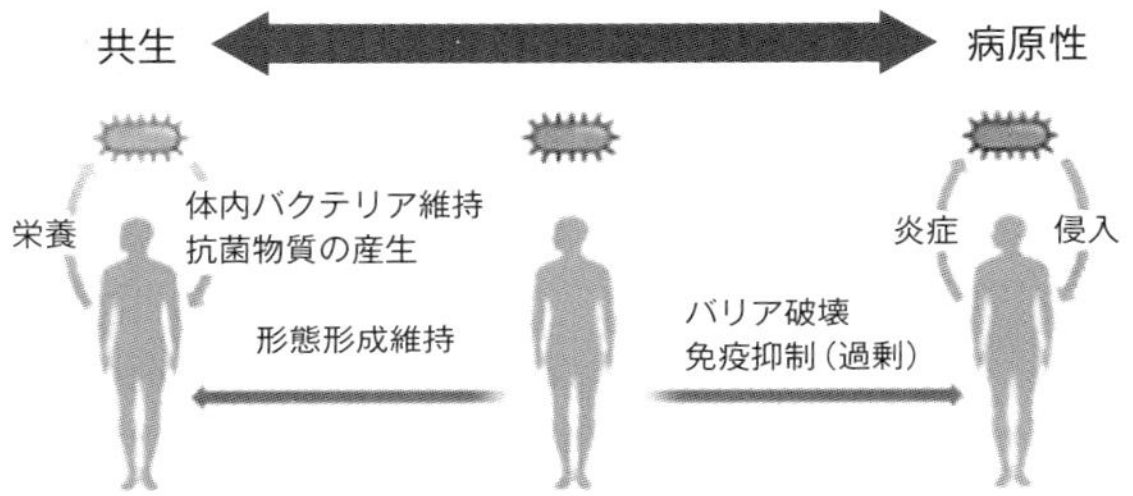

バクテリアなどの共生微生物はコンテキスト依存。場の状態によって、形態形成維持に寄与したり、その反対に炎症を引き起こして形態形成維持を乱したりする。すべては私たち宿主のエネルギー代謝次第である。

題ではなくて、その土壌（宿主側）の問題であることを示しています。感染も「コンテキスト依存」であるということです。

ある微生物に感染したとしてもほとんどは発症しません。しかし、宿主の条件次第では、つまり場（コンテキスト）によっては、共生微生物（一般に言われる善玉菌）でさえ病原性を持つことになるのです。バクテリアだけでなくウイルスを含めたすべての微生物の感染について、コンテキスト依存ということが言えます。

9 バクテリアの移植で炎症が治まる？

治療の手立てがない抗生剤耐性菌による大腸炎（偽膜性大腸炎）に、健康人の便を移植する方法が成功を収めています[48]。あらゆる種類の抗生物質が効かない菌（クロストリディアム・デフィスィル Clostridium difficile）が、健康人の便に含まれているバクテリアが移植されることでその過剰増殖が抑えられるからだということです[49]。

この便移植による腸内細菌叢の変化は、潰瘍性大腸炎、メタボリック・シンドローム、自閉症といった慢性炎症疾患にも有効であることが報告されるようになりました[50]。

さらにアトピー性皮膚炎に対して、健康な皮膚の共生バクテリアを移植（患部にスプレー）することでも炎症を抑える作用があることが分かりました[51]。この移植した健康人のバクテリアはローゼオモナス属のグラム陰性桿菌（*Roseomonas mucosa*）でした。

興味深いことに、健康人から採取したローゼオモナスをアトピーモデルのマウスに移植すると皮膚の状態が改善しましたが、アトピー患者から採取した同じバクテリアを移植すると皮膚の状態が改善しないか、悪化傾向になったことです。なぜこのような現象が起きたのでしょうか？

健康人から採取したローゼオモナスは皮膚のバリアを再生し、免疫システムを落ち着かせる物質を産生していたのに対し、アトピー患者から採取したローゼオモナスは、痒

[図12] バクテリアもコンテキスト依存 Ⅱ

▶ 健康人から採取したローゼオモナスをアトピーモデルのマウスに移植すると皮膚の状態が改善したが、アトピー患者から採取した同じバクテリアを移植すると皮膚の状態が改善しないか、悪化傾向になった

・健康人から採取したローゼオモナスは皮膚のバリアを再生し、免疫システムを落ち着かせる物質を産生していたのに対し、アトピー患者から採取したローゼオモナスは、痒みをもたらす皮膚の刺激物質を産生

⬇

同じバクテリアでも健康人かアトピー患者かによって、つまり、その場（環境）によって産生する物質が変化する。この場（環境）によって作用が変化するということが「コンテキスト依存」

みをもたらす皮膚の刺激物質を産生していたのです。同じバクテリアでも健康人かアトピー患者かによって、つまり、その場（環境）によって産生する物質が変化するということです。この場（環境）によって作用が変化するということが「コンテキスト依存」ということなのです。

ということは、健康人と病人からの便移植では結果が違ってくるということです。さらには、健康人から便移植したとしても、移植された側が糖のエネルギー代謝が回っていない場合は、効果はないばかりか、腸内細菌の異常増殖を引き起こしかねません。その点でプロバイオと便移植は同じリスクがあると考えてください。

10 腸内細菌が健康に影響を与えているのではない！

無菌マウスに高脂肪食の常食あるいは肥満の腸内細菌を移植すると、確かに無菌マウスが太ります[52]。しかし、これをもって、腸内細菌が私たちの体内の代謝を変化させて肥満をもたらすという考察はいささか浅いものがあります。

これは、高脂肪食で増加したエンドトキシン産生バクテリアが移植されることによって、エンドトキシンが無菌マウスに入った結果起こったことです[53]。無菌マウスに高脂肪食を与え続ければ、腸内細菌移植をしなくても同じ結果が得られます。後述するように、高脂肪食は全身に炎症（メタ炎症という）を引き起こすからです。

また高プーファ食などは私たちの体に強いストレスを引き起こします。食べ物がストレスを引き起こすのです。その結果が、メタ炎症という病態に現れます（メタ炎症については第2章で詳しく説明します）。そしてストレスが加わるとコルチゾール、エストロゲン、アドレナリン、成長ホルモン、エンドルフィン、オキシトシンといったストレスホルモンが私たちの体から産生されます。これらストレスホルモンこそは、腸内微生

[図13] 腸内細菌が健康に影響を与えているのではない！ I

▶ 腸内バクテリアをコントロールしているのは私たちの体の方

・小腸粘膜細胞は抗菌ペプタイド（AMPs : antimicrobial peptides）を産生して、腸粘膜表面のグラム陽性菌の量をコントロールしている

▶ ストレスホルモンは、腸内微生物の成長や機能に影響を与えて、腸内環境を変化させる

甲状腺機能を低下させることで、消化管の蠕動運動や分泌液（胃酸や消化酵素など）の産生が低下

↓

小腸内にバクテリアが過剰増殖することで、さらに慢性炎症を引き起こすエンドトキシンが血液内に流入

物の成長や機能に影響を与えて、腸内環境を変化させるのです[54]。

さらにストレスホルモンは、甲状腺機能を低下させることで消化管の蠕動運動や分泌液（胃酸や消化酵素など）の産生を低下させます[55]。このことによって小腸内にバクテリアが過剰増殖することで、さらに慢性炎症を引き起こすエンドトキシンが血液内に流入するのです。

また腸内バクテリアをコントロールしているのは私たちの体の方です。例えば小腸粘膜細胞は抗菌ペプタイド（AMPs：antimicrobial peptides）を産生して、腸粘膜表面のグラム陽性菌の量をコントロールしています[56]。

慢性的な騒音はアルツハイマー病の発生に関与しています。興味深いことに、この慢性の騒音も腸内バクテリアの構成を変化させる（多様性を低下させる）ことが報告されています[57]。この慢性騒音は、腸粘膜および脳血管内皮細胞のバリアを壊してリーキーガットおよび私が命名した「リーキーベッセル（leaky vessel：血管内皮細胞漏出症候群）」という状態を引き起こすことも分かっています。脳血管細胞のバリアが壊れると、脳神経細胞にフリーで鉄などの重金属や毒性物質が入り込みます。

さらに、Wi-Fiや携帯などのマイクロ波（電磁波）に暴露すると、腸内バクテリアの構成が変化します。大腸菌やリステリアといったバクテリアが速く成長するようになります[58]。これらのバクテリアは抗生物質耐性になっています。

Wi-Fiや携帯などのマイクロ波は、歯の充填に使用されるアマルガムや口腔内に装着した歯列矯正器から毒性の強い重金属を放出させます（それぞれ、水銀、ニッケル）[59]。これらの重金属は腸内に移行して、腸内細菌に影響を及ぼします。さらに、腸内細菌だけでなく、皮膚のバクテリアの構成も変化させます[60]。

Wi-Fiや携帯などのマイクロ波は、正式に国際ガン研究機関（IARC）で「ヒトに発ガンの可能性があり（Group 2B）」と認定されていますが、体内のアトピー性皮膚炎な

［図14］腸内細菌が健康に影響を与えているのではない！Ⅱ

▶ アホロートルに甲状腺ホルモンを与えると、幼児期の姿をとどめない完全なサンショウウオに変態

▶ その結果、腸内、皮膚などの細菌が完全に変化する

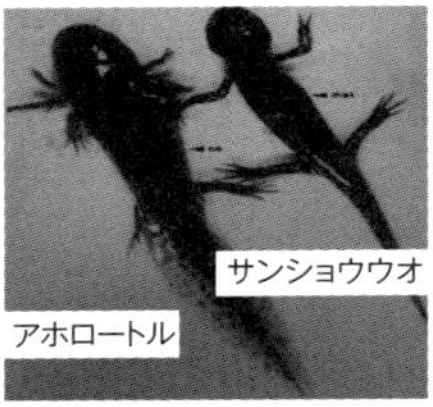

Cardiol Pharmacol 2013, 2:4

腸内細菌のバランスは健康状態の結果を反映したものにすぎない

どの皮膚の慢性炎症疾患の大きな原因にもなっているのです。

以上の例からもわかるように、慢性の騒音やWi-Fiや携帯などのマイクロ波（電磁波）は〝目に見えないストレス〟として、高プーファ食などと同じく確実に生体にストレスとダメージ（慢性炎症）を与える結果、腸内細菌までもが変化するのです。

さらに興味深い研究があります。ウーパールーパーの名で知られているアホロートル（axolotl）の変態に伴う研究です。このアホロートルは生涯にわたってネオテニー（neoteny）という幼形成熟を示します。幼形成熟とは、性的に完全に成熟した個体でありながら非生殖器官に幼児期の性質が残る現象のことです。犬のラブラドールレトリ

バーは耳が生涯垂れていますが、あれはオオカミのネオテニーといわれています（オオカミは耳が垂れているのは幼児期のみ）。

さて、そのアホロートルに甲状腺ホルモンを与えたのです。すると幼児期の姿をとどめない完全なサンショウウオに変態するのです。その結果、腸内、皮膚などの細菌が完全に変化することが分かりました[61]。

この場合は、甲状腺ホルモンという糖のエネルギー代謝を高める方向でも体内の変化にともなって共生微生物が変化したのです。

腸内細菌が私たちの代謝までをコントロールしているというのは、現代医学に頻発する錯覚（原因－結果の履き違え）にすぎません。遺伝子決定論（遺伝子が私たちの構造・機能を支配する）と同じ過ちを繰り返しているのです。その遺伝子という主語が、今度は腸内細菌に置き変わっただけなのです。

繰り返しますが、腸内細菌のバランスが健康状態を決定する原因ではありません。腸内細菌のバランスは健康状態の結果を反映したものにすぎないのです。したがって、腸内環境のバランスを戻すためには、腸内細菌をいじるのではなく、自らの糖のエネルギー代謝を高めないといけません。

11 結核・梅毒感染症は自己免疫疾患!?

結核感染によって発症する場合、発熱、呼吸器症状だけでなく、消耗性症候群（筋肉喪失）、全身の関節炎、目（ブドウ膜）の炎症、皮膚の炎症など、まさに全身の慢性炎症を引き起こします。結核菌が体内に広範囲に拡散したことで起こるのでしょうか？

そうではありません。なぜなら、関節、眼、皮膚、しかも肺組織の肉芽腫まで、炎症部位に結核菌が見当たらないのです[62]。つまり、結核菌が直接各臓器に炎症を引き起こしているのではないということです。

『新・免疫革命』で詳述しましたが、生命場を乱すゴミにも二つあります。速やかに処理されるゴミ（炎症を引き起こさないゴミ＝debris）と、炎症を引き起こすゴミ（炎症ゴミ＝mess）がありました。結核菌が感染した場所で速やかにゴミ処理できない場合に、〝病的〟である「炎症」が引き起こされます。この炎症によって破壊された組織も、結核菌同様に炎症を引き起こすゴミ（炎症ゴミ＝mess）と判断されます。

例えば、細胞の場を形成する細胞間質《さいぼうかんしつ》の材料として「プロテオグライカン」という糖

［図15］ 結核・梅毒感染症は自己免疫疾患!? Ⅰ

▶ 結核感染によって発症する場合、発熱、呼吸器症状だけでなく、消耗性症候群（筋肉喪失）、全身の関節炎、目（ブドウ膜）の炎症、皮膚の炎症など、まさに全身の慢性炎症を引き起こす

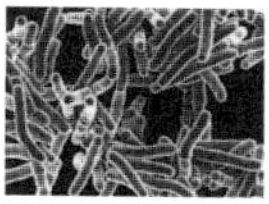

結核菌が体内に広範囲に拡散したことで起こるのか？

関節、眼、皮膚、しかも肺組織の肉芽腫まで炎症部位に
結核菌が見当たらない

結核菌が直接各臓器に炎症を引き起こしているのではない！

［図16］ 結核・梅毒感染症は自己免疫疾患!? Ⅱ

▶ 結核菌感染による炎症で破壊された細胞間質を形成するコラーゲンやエラスチンといったタンパク質にも抗体ができる
⇒この抗体が体のコラーゲン、エラスチンに反応する

▶ ヒトの細胞と結核菌は脂質成分（グリセロリン脂質）やある種のタンパク質の分子構造が近似（分子相同性〈molecular mimicry〉）

▶ マウスなどの実験動物に関節リウマチなどの自己免疫疾患モデルを作るために「フラインズ・アジュバント（Freund's adjuvant）」使用
・アジュバントには、結核菌の構成成分が使用されている（結核菌の構成成分が関節など全身に炎症を引き起こす）

▶ ステロイドという免疫抑制物質を全身投与すると結核感染症が改善する

タンパク質があります。炎症によって細胞間質が破壊されてこの糖タンパク質がゴミ（炎症ゴミ）となった場合に、抗体によってゴミ処理されます。

この炎症ゴミを処理する抗体（自己抗体）は、関節の軟骨にも存在するプロテオグライカンにも反応（クロス反応＝cross reaction）するために関節炎が起こるのです[63]。結核菌が関節に感染しているわけではありません。その他、結核菌感染によって破壊された細胞間質を形成するコラーゲンやエラスチンといったタンパク質にも抗体ができます[64]。

また、ヒトの細胞と結核菌は脂質成分（グリセロリン脂質）やある種のタンパク質の分子構造が近似しています[65]。これを「分子相同性（molecular mimicry）」といいます。『新・免疫革命』のワクチンのところで詳述しましたが、微生物と同じ構造をもつ私たちの細胞成分は、微生物が処理されるのと同じように処理される（自己抗体ができて炎症が起こる）ことで自己の細胞に炎症を引き起こします。

さらに興味深い事実があります。マウスなどの実験動物に、関節リウマチなどの自己免疫疾患モデルを作るために「フラインズ・アジュバント（Freund's adjuvant）」という抗原性補強剤（抗体を産生させる）を使用します[66]。ワクチンで使用されているアジュバントと目的は同じです。このアジュバントには、結核菌の構成成分が使用されているのです。また、結核菌の構成成分によって、DNA複製・修復や細胞周期の調節にかかわる重要なタンパク質（PCNA：proliferating cell nuclear antigen）に対する自己抗体も体内産生されます[67]。つまり、結核菌の構成成分は自己免疫疾患の原因となる自己抗体の産生を高めるということです。

そして極め付けは、ステロイドという免疫抑制物質を全身投与すると結核感染症が改善することです。純然たる感染症であれば、ステロイドの投与ほど危険なものはありません。感染症を悪化させるからです。結核感染でステロイドが有効なのは、とりもなおさず結核感染による結核症は自己免疫疾患であることを物語っています。

12 感染症の新しい捉え方――免疫寛容《めんえきかんよう》

前述したように、結核に感染したとしても、発熱や呼吸器症状が出るのは一割にもなりません。ほとんどの人は、バクテリアやウイルスに感染しても発症しないキャリアー（保菌者）です。この状態では、感染した微生物に対する免疫システムの反応が制御されています。これは「免疫寛容《めんえきかんよう》（immune tolerance）」とよばれているものです（『新・免疫革命』参照）。

この免疫寛容は、実は抗生物質などよりはるかに有効な、感染症に対する生命システムの対処法です。具体的には私たちの胸腺（リンパ球のコントロール・タワー）が、感染微生物に対してリンパ球のT細胞が過度に反応しないようにコントロールしています。

もちろん、まったくT細胞（ヘルパーT細胞）が働かないエイズのような病態では、結核の感染率は極端に高まります。しかし、大切なのは、T細胞が過剰に活性化することで、実際の結核の症状が起こるということです。

手術・放射線・抗ガン剤によっても耐性のガンには現代医学では打つ手がありません。これは、「ガンをたたく」という発想そのものが根本的に間違っているからです。抗生物質耐性の結核菌が増加している現在、「結核をたたく」という従来の治療も現代のガン治療と同じく限界があることは明白になっています。

それよりも、過剰な免疫系の反応（＝炎症）が起きないようにすることが形態形成維持には必要です。そのためには、炎症が起こらないようにクリーンにゴミ掃除（この場合は結核菌がゴミを掃除）を行うことです。つまり、私たちの糖のエネルギー代謝をしっかり回す（＝甲状腺機能を高める）ことが感染症の根本治療なのです。

13　寄生虫療法は効果があるのか？

医学部に入ると寄生虫学という学問を勉強させられました。昔は寄生虫感染が身近で深刻だったのでしょうが、なぜこんなマイナーな話（感染症の一部）が一つの学問として成り立っているのか、学生時代から不思議で仕方ありませんでした。

慢性的な腸炎（クローン病、潰瘍性大腸炎、セリアック病など）やアレルギー疾患などの治療で、鉤虫《こうちゅう》などの寄生虫を飲み込む治療があります。一〇〜二〇匹の寄生虫の幼虫を飲み込んで、腸に寄生させるという方法です。

『新・免疫革命』でお伝えした「衛生仮説《えいせいかせつ》」というものがあります。簡単に説明すると、小さいころから泥にまみれて育った子どもは、消毒だらけの都会の子どもより、アトピー性皮膚炎、喘息、食物アレルギーなどのアレルギー疾患だけでなく、関節リウマチ、SLEなどの自己免疫疾患も少ないという現象です。

鉤虫は、裸足で生活していると土壌から感染します。皮膚に接着した鉤虫は、皮膚を

［図17］寄生虫療法は効果があるのか？

▶ 寄生虫感染療法は、成功例もあれば不成功例もあり、結果が一定しない

▶ 鉤虫はある炎症をストップするタンパク質（RELMα：Resistin-like molecule α）を産生する

ゴミ掃除役の白血球（マクロファージM2 タイプ）や上皮細胞の中には、これと同じタンパク質を産生して炎症をストップ

わざわざ寄生虫を飲み込まなくても、糖のエネルギー代謝が回っていれば、過剰な炎症を抑えるものは自分で作れる

寄生虫を宿すデメリットは看過できない。寄生虫は自分が栄養を摂取しなければならないので、私たちの栄養を横取りする。寄生虫感染では、貧血（血液の横取り）、子どもの成長障害、肺疾患などの様々な問題を引き起こす！

突き破って血管内に入って、全身を循環します。そのうち肺にいった鉤虫は、咳として喉に排出されます。それを飲み込むと腸に寄生するようになるのです。

さて、本当に衛生仮説にしたがって鉤虫などの寄生虫を宿すメリットがあるのでしょうか？　最新の研究では、鉤虫はある炎症をストップするタンパク質（RELMα :Resistin-like molecule α）を産生することが報告されています[68]。この鉤虫の産生するタンパク質によって、アレルギーで起こる過剰な炎症が止まるということです。

しかし、私はこの寄生虫感染療法はお勧めいたしません。寄生虫感染療法は、

過去の研究を調べても、成功例もあれば不成功例もあり、結果が一定していません。

実は、この寄生虫が産生する炎症を止めるタンパク質は、私たち自身でも作ることができます。というのは、ゴミ掃除役の白血球（マクロファージM2タイプ）や上皮細胞の中には、これと同じタンパク質を産生して炎症をストップし、傷の治りをよくするものがあるのです。

つまり、わざわざ寄生虫を飲み込まなくても、糖のエネルギー代謝が回っていれば、過剰な炎症を抑えるものは自分で作れるということです。その一方で、寄生虫を宿すデメリットは看過できません。寄生虫は自分が栄養を摂取しなければいけませんので、私たちの栄養を横取りします。寄生虫感染では、貧血（血液の横取り）、子どもの成長障害、肺疾患などの様々な問題を引き起こします。

寄生虫感染は腸内細菌と同じく単なる「結果」にすぎません。有用と思われる微生物や寄生虫を摂取するのではなく、自分の糖のエネルギー代謝を回すことが数々の好ましい結果を生むのです。

第2章
メタ炎症（metaflammation）

1 メタ炎症（metaflammation）とは何か？

一九六〇年代にランドル効果（糖－脂肪サイクル）が発見されてから、メタボリック・シンドロームと炎症の関係が継続的に研究されてきました。ランドル効果とは、糖がエネルギー源として使用されると脂肪はエネルギー源としては使用されず、脂肪がエネルギー源として使用されると、今度は糖がエネルギー源として使用されないという現象です（『糖尿病は砂糖で治す』参照）。

研究の結論を先に言うと、高脂肪食によって「リポリシス（脂肪分解）－インシュリン抵抗性－炎症」が相互依存して経時的に起こりうることが分かってきました。もっと簡単に言うと、現代食のような高脂肪食は、それ自体で体内に慢性炎症を引き起こすということです。この食事によって起こる慢性炎症を「メタ炎症」（metaflammation: metabolic inflammation）と呼んでいるのです。

特に西側の先進国や東南アジアの現代食は高プーファ食（高脂肪食）になっているた

[図18] ランドル効果（Randle cycle）

糖－脂肪酸サイクル
筋肉（骨格筋）、脂肪組織

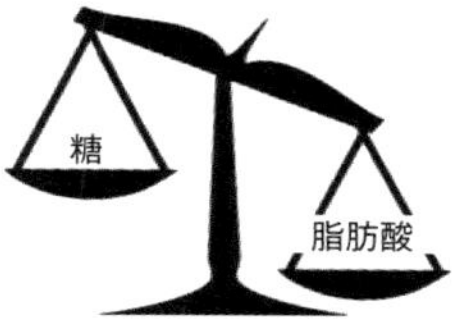

Lancet. 1963 Apr 13;1(7285):785-9
Am J Physiol Endocrinol Metab. 2009 Sep;297(3):E578-91

筋肉や脂肪組織において、糖をエネルギーの燃料とすると、脂肪は使用しない。その一方で脂肪をエネルギーの燃料とすると糖は使えない。これを糖―脂肪酸サイクル（ランドル効果）とよぶ。

め、食事によって炎症とインシュリン抵抗性（高血糖、リポリシス）が同時に平行して起こります。つまり、現代食によって全身の組織に炎症とインシュリン抵抗性（高血糖、リポリシス）が引き起こされています。ちなみにインシュリン抵抗性という現象は、Ⅱ型糖尿病と現代医学が呼んでいるものです。

狭義には、脂肪組織における慢性・低レベルの炎症を「メタボリック炎症 metabolic inflammation＝metaflammation」（メタ炎症）と呼んでいます。これは、脂肪組織のインシュリン抵抗性がリポリシスを引き起こすことが、全身のインシュリン抵抗性をもたらす開始サインになるからです。脂肪組織

[図19] メタ炎症
metabolic inflammation＝metaflammation

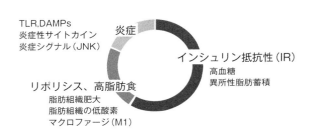

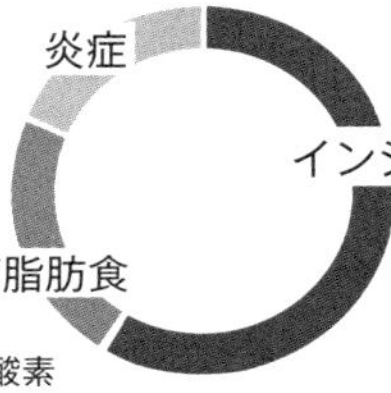

高脂肪食（あるいは慢性リポリシス）によって引き起こされる炎症をメタ炎症と呼ぶ。メタ炎症は、実際は糖尿病などのメタボリック・シンドロームだけでなくすべての慢性炎症を引き起こす。炎症ーインシュリン抵抗性ーリポリシス（脂肪分解）はセットである。

のリポリシスによって、インシュリンの作用する肝臓、筋肉、血管内皮細胞、消化管の細胞あるいは膵臓、脳（神経組織）などの全身の組織もメタ炎症を引き起こします[69]。

したがって、「メタ炎症」は高脂肪食（高プーファ食）による脂肪組織のリポリシス（脂肪組織が分解されて血液中に脂肪が放出される）によって、脳を含めた全身に慢性炎症を引き起こす病態を総称しているのです。全身の慢性病だけでなく、サルコペニアとよばれる筋肉減少症などの老化現象の直接の原因ともなるのです[70]。

高脂肪食（高プーファ食）によって引

［図20］高脂肪食とメタ炎症を仲立ちするのは免疫系（形態形成維持）

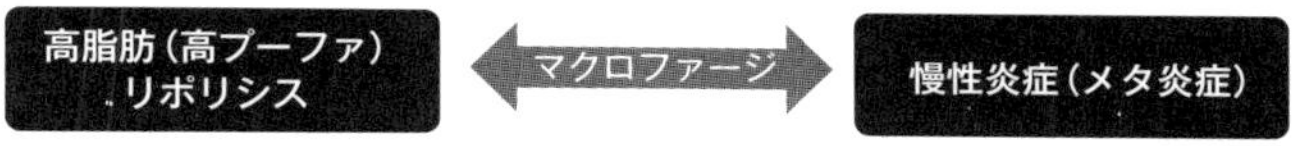

・カロリー過剰（高脂肪食）、リポリシスによってメタ炎症が引き起こされる

・特に脂肪組織における慢性・低レベルの炎症をメタ炎症（metaflammation）と呼んでいる。しかし、実際は脳、肝臓、腎臓、筋肉などすべての臓器に炎症を引き起こす。したがって、メタボリック・シンドロームだけでなく、あらゆる慢性病の原因となる。

・高脂肪食とメタ炎症を結ぶのはマクロファージなどの免疫系（形態形成維持）

き起こされるメタ炎症では、後述するように白色脂肪組織（皮下や内臓）にマクロファージ、好中球やリンパ球が侵入し、炎症を加速させます[71]。

　このように、高脂肪食とメタ炎症はマクロファージなどの免疫細胞が仲立ちをしています。

　脂肪組織には褐色（ブラウンとベージュ）と白色（ホワイト）がありますが、炎症に関与しているのは白色のホワイト・ファットの方です。ホワイト・ファットは、主に皮下組織と内臓に存在しています[72]。そして、その脂肪組織に起こるメタ炎症（高脂肪食で起こる慢性炎症）は、脂肪の中でもプーファ（多価不飽和脂肪酸）があらゆる飽和脂肪酸よりも強く引き起こしているのです[73]。

2 脂肪細胞と免疫細胞の由来は同じ！
――代謝と免疫の共進化

脂肪組織の炎症と聞くと意外に思われるかもしれません。脂肪細胞はもともと、マクロファージなどの白血球と同じ作用を持っています。たとえば、いずれもエンドトキシン（内毒素）によって活性化されます[74]。その結果、いずれの細胞も同じ炎症性サイトカインを放出することによってインシュリン抵抗性（インシュリンが細胞に作用しにくい＝Ⅱ型糖尿病の特徴）を作ります。

この二つは類似しているということだけでも驚きですが、さらに驚くべき事実があります。それは、脂肪前駆細胞（脂肪細胞へ分化する手前の細胞）は、マクロファージへと変化することが可能なのです[75]。

この事実は、免疫系が活性化されるもの（エンドトキシンなど）は同時に脂肪細胞も活性化し、脂肪組織が活性化されるもの（高脂肪食）は同時に免疫系を活性化するとい

［図21］脂肪細胞と免疫細胞の由来は同じ！
── 代謝と免疫の共進化

▶ 脂肪前駆細胞（脂肪細胞へ分化する手前の細胞）は、マクロファージへと変化することが可能

・免疫系が活性化されるもの（エンドトキシンなど）は同時に脂肪細胞も活性化し、脂肪組織が活性化されるもの（高脂肪食）は同時に免疫系を活性化する

▶ 脂肪細胞はもともと、マクロファージなどの白血球と同じ作用を持っている。たとえば、いずれもエンドトキシン（内毒素）によって活性化される

・いずれの細胞も同じ炎症性サイトカインを放出することによってインシュリン抵抗性（インシュリンが細胞に作用しにくい＝Ⅱ型糖尿病の特徴）を作る

うことを意味しています。

栄養の代謝と免疫系の互換性は、私たちの口にする水分や食糧、あるいは吸い込む大気には必ずバクテリア、ウイルス、寄生虫などが混在していることが関係しているかもしれません。

後に詳述しますが、食べ物（特に高脂肪食）は必ずマクロファージなどの白血球を活性化します（「食後炎症（postprandial inflammation）」といいます）[76]。これは脂肪酸（とりわけプーファ）そのものが、炎症ゴミとなって免疫系を刺激することが理由です。その上に、高脂肪食は腸内微生物のバランスを壊して、エンドトキシン（内毒素）を増やすことでも炎症を加速させていきます[77]。

高脂肪食は、インシュリン抵抗性（メタボリック・シンドローム）、慢性炎症、自己免疫反応を高めます。その一方でファスティングや飢餓状態では、免疫細胞が糖を利用できないために、ステロイドやオメガ3投与と同じ免疫抑制状態になります。つまり、感染症に罹りやすくなります[78]。

感染症などでマクロファージが活性化している場合は、同時に脂肪細胞も活性化してレプチン（leptin）というサイトカインを放出します。発熱があるときに食事を摂りたくないのは、このレプチンの食欲低下作用によります[79]。感染症で炎症が起きているときは、食事（高脂肪食）によって起こる炎症によってさらに炎症が加速して生命場にゴミが蓄積することを防いでいるのかもしれません。

このように食事と免疫系は密接にリンクしています。

興味深いことに、脂肪細胞が産生するレプチンの構造は、マクロファージなどの白血球やリンパ球が産生するサイトカイン（IL-6など）に極めて酷似しています。そしてレプチンは食細胞やリンパ球を活性化する作用を持っているのです[80]。ちなみに脂肪細胞もインターロイキン（IL-6）などのサイトカインを産生することができます[81]。

免疫の機能は代謝に影響を与え、代謝（食事を含む）は免疫機能に影響を与えます。

［図22］食事と免疫系は密接にリンク

▶ 脂肪細胞もインターロイキン（IL-6）などの白血球と同じサイトカインを産生することができる

▶ 感染症などでマクロファージが活性化している場合は、脂肪細胞も活性化してレプチン（leptin）というサイトカインを放出

・脂肪細胞が産生するレプチンの構造は、マクロファージなどの白血球やリンパ球が産生するサイトカイン（IL-6など）に極めて酷似
・レプチンは食細胞やリンパ球を活性化する作用

栄養の代謝と免疫系の互換性は、私たちの口にする水分や食糧、あるいは吸い込む大気には必ずバクテリア、ウイルス、寄生虫などが混在していたことが関係

両者は切っても切れない関係にあるのです。生命の本幹である「形態形成維持」システムにとってみれば、栄養の代謝も免疫も関連した同じ部分現象であるということです。

3 なぜ肥満の人は自己免疫疾患になりやすいのか？

レプチンというサイトカインは、脂肪細胞から産生されました。ということは、脂肪細胞が多いほど、レプチンの産生量が多くなる潜在能力があるということです。肥満の人は実際にレプチンの血液濃度が高いことが分かっています[82]。

このレプチンは白血球およびリンパ球の成

熟に必要な物質でもあります。レプチン欠乏では、免疫不全となって感染症を引き起こします[83]。特にレプチンはリンパ球のT細胞（細胞障害性T細胞：Teff）を活性化して、過剰な自己免疫反応を引き起こすことで、甲状腺炎や関節炎を引き起こすことが分かっています[84]。

その一方で、肥満では脂肪組織での過剰な反応を抑制する制御性T細胞（Treg）の数が劇的に低下します。脂肪細胞が増えるごとに制御性T細胞が減るのです[85]。したがって、肥満になると攻撃型T細胞（Teff）を刺激するレプチンが増加する一方で、過剰な炎症を止めるブレーキ型T細胞（Treg）が減少するので、このように自己免疫疾患になりやすくなるのです。

肥満では脂肪組織内の白血球が過剰に活性化して、メタ炎症が起こり、糖尿病などのいわゆるメタボリック・シンドロームとなります。自己免疫疾患と糖尿病などの代謝異常は肥満（脂肪の蓄積）を通じてコインの裏表となっているのです。

4　メタ炎症の理解──インシュリンを理解することから

［図23］インシュリンの作用

・インシュリンの主作用（糖の細胞内利用と脂肪合成）

脂肪組織、肝臓、筋肉、血管内皮細胞など

・筋肉：血糖低下、グリコーゲン（グライコジェン）合成

・肝臓：糖新生低下、脂肪新生、グライコジェン合成

・脂肪：血糖低下、アンチリポリシス（脂肪分解ブロック）、脂肪新生

メタ炎症では「インシュリン抵抗性」という言葉が出てきます。そのインシュリンの作用をまず理解しておく必要があります。インシュリンは膵臓のβ細胞から分泌されますが、作用する代表的な組織は脂肪組織、肝臓、筋肉、血管内皮細胞などです。

インシュリンの基本的な作用は、糖の細胞内利用（血糖低下）と脂肪合成です。［図23］にそれぞれの組織での作用を示しています[86]。

それでは「インシュリン抵抗性」とはどういった状態でしょうか？［図24］に示しましたが、「インシュリン抵抗性」＝「インシュリンに対する細胞の反応性の低下」、つまり、細胞のアンテナのインシュリンへの反応が低下した状態を指します。したがって、インシュリン抵抗性になると上記のインシュリンの作用の反対が起こると考えてよいです。

［図24］ インスリン抵抗性

細胞のインスリンに対する反応性の低下
＝血液中の糖の細胞内への取り込み低下

⇒高血糖、細胞内低血糖

⇒脂肪、タンパク質のエネルギー代謝

⇒炎症

↓

インスリン抵抗性＝シックネス・メタボリズム（病気の代謝）
＆
炎症

インスリン抵抗性では細胞内に糖が入ってこないために、脂肪やタンパク質をエネルギーの燃料にせざるを得ません。脂肪（特にプーファ）をエネルギーの燃料にすると、電子伝達系から活性酸素種・窒素種（ROS, RNS）が過剰に発生することから炎症がオンになります[87]。

重要なのは、インスリン抵抗性では脂肪組織においてリポリシスが起こること。そして筋肉・肝臓・心臓などに脂肪が過剰に蓄積することです。これはいずれも炎症をオンにしていきます。最近、アルコールを飲まない人に、肝臓に過剰に脂肪が蓄積する脂肪肝《しぼうかん》が増えています。これを非アルコール性脂肪肝といいますが、この状態は肝炎を起こし（非アルコール性脂肪肝炎：NASH/ NAFLD）、やがて肝硬変・肝細胞

［図25］インシュリン抵抗性＝リポリシス

・インシュリンの主作用
　・血糖低下、アンチリポリシス（脂肪細胞）、同化作用

↓

・インシュリン抵抗性（IR）
　・血糖上昇
　・リポリシス⇒高脂血症＆臓器障害（＝肝臓、心臓、膵臓、筋肉に中性脂肪が過剰蓄積）

癌に発展していきます。

インシュリン抵抗性になるとリポリシスが起こり、全身に炎症が引き起こされるのは必然ということです。糖尿病が〝万病の元〟というのもこれで納得できるはずです。

逆にリポリシスを止めるとインシュリン感受性が高まり、糖のエネルギー代謝が改善することも報告されています[88]。リポリシスが止まれば、血液中の遊離脂肪酸がなくなるため、ランドル効果によって糖の細胞内利用が高まるので、これは当然の結果といえます。

5　インシュリン・シグナル

インシュリン抵抗性で最もよく研究されている

［図26］インシュリン・シグナル Ⅰ

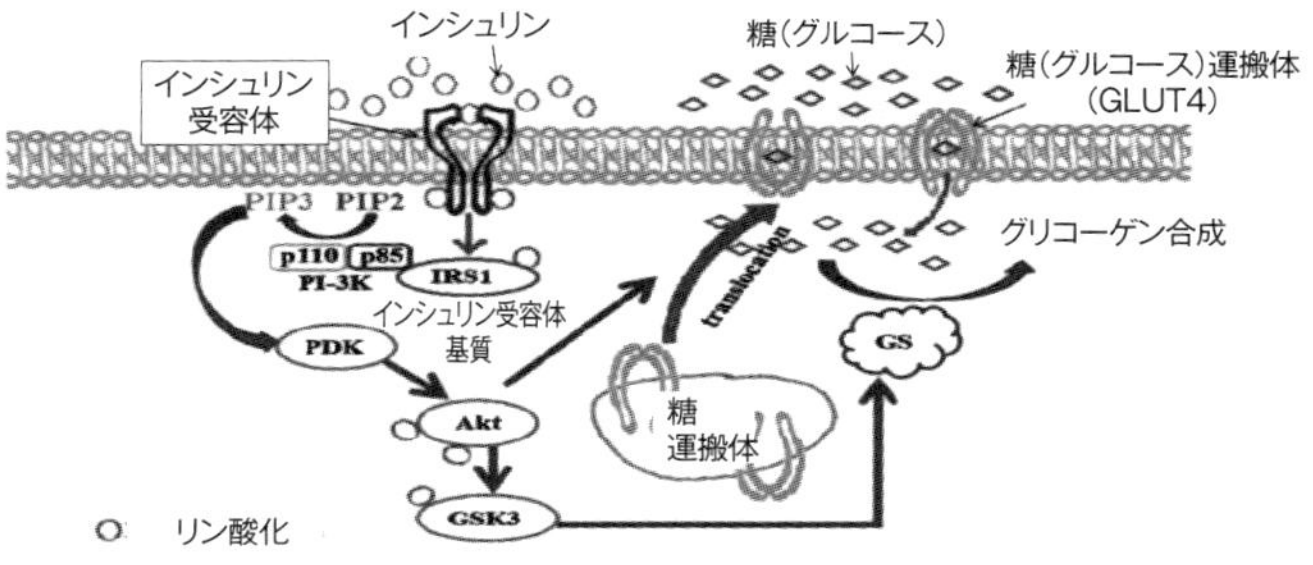

・インシュリン+インシュリン受容体⇒インシュリン受容体のタイロシン残基リン酸化⇒インシュリン受容体基質のリン酸化⇒ p85との結合⇒Aktのリン酸化⇒糖運搬体（GLUT4）活性化＆グリコーゲン合成酵素の活性化という順番で最終的に細胞内で糖をエネルギーの燃料として、あるいは貯蔵体として利用する。

のは、インシュリンのシグナルのブロックです。

インシュリンのシグナルは、

・インシュリン+インシュリン受容体⇒インシュリン受容体のタイロシン残基リン酸化⇒インシュリン受容体基質のリン酸化⇒p85との結合⇒Aktのリン酸化⇒グルコース運搬体（GLUT4）活性化&グリコーゲン合成酵素の活性化

という流れになっています。

インシュリンは最終的に糖の運搬体を細胞表面に移動させて、糖を細胞内に取り込み、細胞内で糖をエネルギーの燃料として、あるいは貯蔵体として利用する

［図27］インシュリン・シグナル Ⅱ

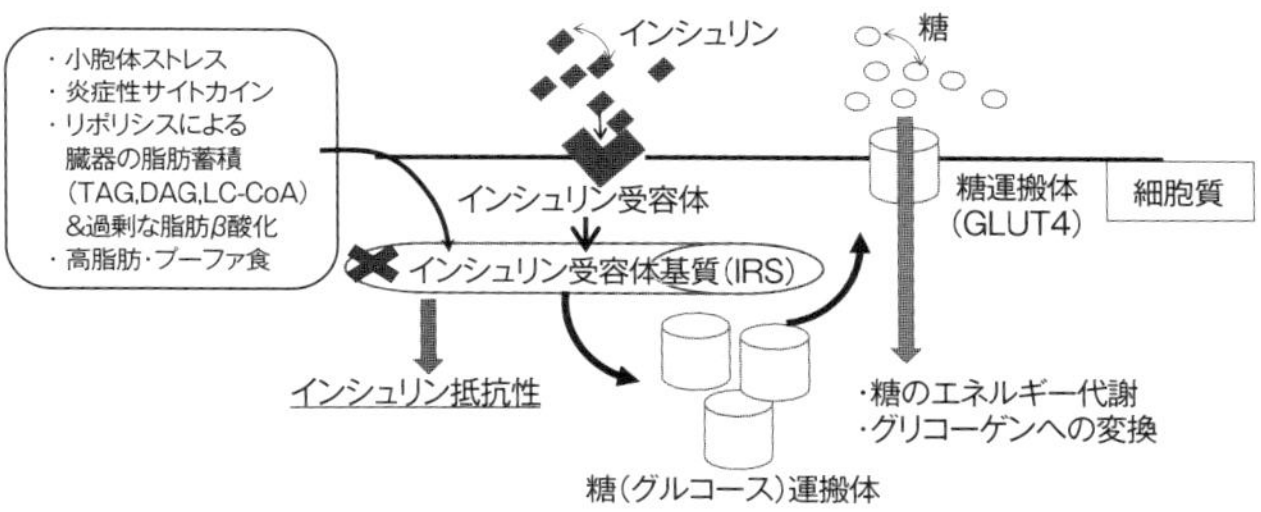

インシュリンは以下の順番で細胞内に糖を取り込んでエネルギー代謝を促進させる。
・インシュリン+インシュリン受容体⇒インシュリン受容体基質（IRS）の活性化⇒糖の運搬体（GLUT4）の移動⇒糖のエネルギー代謝 or グリコーゲン合成。このシグナルのどこかに障害がでると、インシュリン抵抗性と呼ばれるメタ炎症を引き起こす。

役割をしています。このシグナルの流れのどこかに支障を来すと細胞内に糖を取り込めないようになります。これが「インシュリン抵抗性」です。

6 糖運搬体（GLUT4）とインシュリン受容体基質（IRS）のブロック

インシュリン・シグナルの中でも、最もダメージを受けやすい部分が糖運搬体（GLUT4）とインシュリン受容体基質（IRS）です。この部位は、リポリシスや高脂肪食などによる過剰な細胞内脂肪蓄積、炎症（炎症性サイトカイン）、小胞体ストレス（プーファ）によってダメージを受ける結果、インシュリンのシグナルがストップします。つまり、インシュリン抵抗性になります[89]。

糖の細胞内運搬役であるアンテナ（GLUT4）は、プーファ（正確にはプーファから産出されるアルデヒド）によってブロックされます。インシュリンのシグナルのどこかにダメージを受けると、インシュリン抵抗性を引き起こします。そうすると、糖が細胞内で利用できなくなり、脂肪のエネルギー代謝（シックネス・メタボリズム）に変わります。また、インシュリンのシグナルが高脂肪食やリポリシスによってブロックされることによっても糖が細胞内に入れなくなります。

これこそは六十年前にランドルらが報告した「ランドル効果（糖－脂肪サイクル）」のメカニズムなのです。

7 メタ炎症で重要な脂肪——病はリポリシスから

メタ炎症の特徴である全身のインシュリン抵抗性の引き金は、脂肪組織にあります。高脂肪食（高プーファ食）では、使用されない余剰分の脂肪、とくにプーファ（多価不飽和脂肪酸）は脂肪組織に蓄積し始めます（飽和脂肪酸はエネルギー源としてプーファよりも優先的に使用されます）。

まずは皮下脂肪（白色脂肪）に蓄積し、スペースがなくなれば、内臓に蓄積し始めます。プーファは体温でも容易に自動酸化されます。実際に高プーファ食（この場合は植物油脂オメガ6）では、脂肪組織において4-HNEや4-ONE（trans-4-oxo-2-nonenal）といったアルデヒド（過酸化脂質）が増加することが分かっています[90]（オメガ3系の高脂肪食では、4-HHEや4-OHEが増加する）。

プーファの蓄積する脂肪組織において、自動酸化されて形成されるアルデヒドがまず脂肪組織の糖運搬体（GLUT4）に結合します。これによって、糖運搬体の機能・構造が破壊されて、脂肪組織において糖を細胞内に入れることができなくなります[91]。つまり、高プーファ食では脂肪組織が全身の他の臓器に先がけてインシュリン抵抗性になります[92]。

脂肪組織がインシュリン抵抗性になると、インシュリンのリポリシス抑制効果（アンチリポリシス）がなくなるため、遊離脂肪酸（プーファ）が脂肪組織からリポリシスによって大量に血液中に放出されます。

この脂肪組織のリポリシスによって筋肉や肝臓など本来の場所ではないところ（異所性）に脂肪（プーファ）が蓄積します。このプーファの蓄積によって、筋肉・肝臓そして脳などの組織が次々とドミノ倒しのようにインシュリン抵抗性になっていきます。

実際に脂肪組織の糖運搬体（GLUT4）をブロックすると、筋肉・肝臓がインシュリン抵抗性になります[93]。そしてメタ炎症が全身に拡大していきます。まさに「病はリポリシスから」なのです。

8 メタ炎症で重要な組織——筋肉

メタ炎症で重要な組織の一つが筋肉です。なぜなら、筋肉は私たちの体の四〇パーセント近くを構成する最大の器官であり、かつ食後のインシュリンによる細胞内への糖の取り込みの八〇パーセントを占めているからです[94]。

それでは、筋肉細胞でインシュリン抵抗性になるとどうなるでしょうか？　それは食後の高血糖になることを意味しています[95]。

また、筋肉は遊離脂肪酸（FFA）をエネルギー源にできる最大の組織でもあります。

［図28］ メタ炎症は脂肪組織のインシュリン抵抗性から始まる

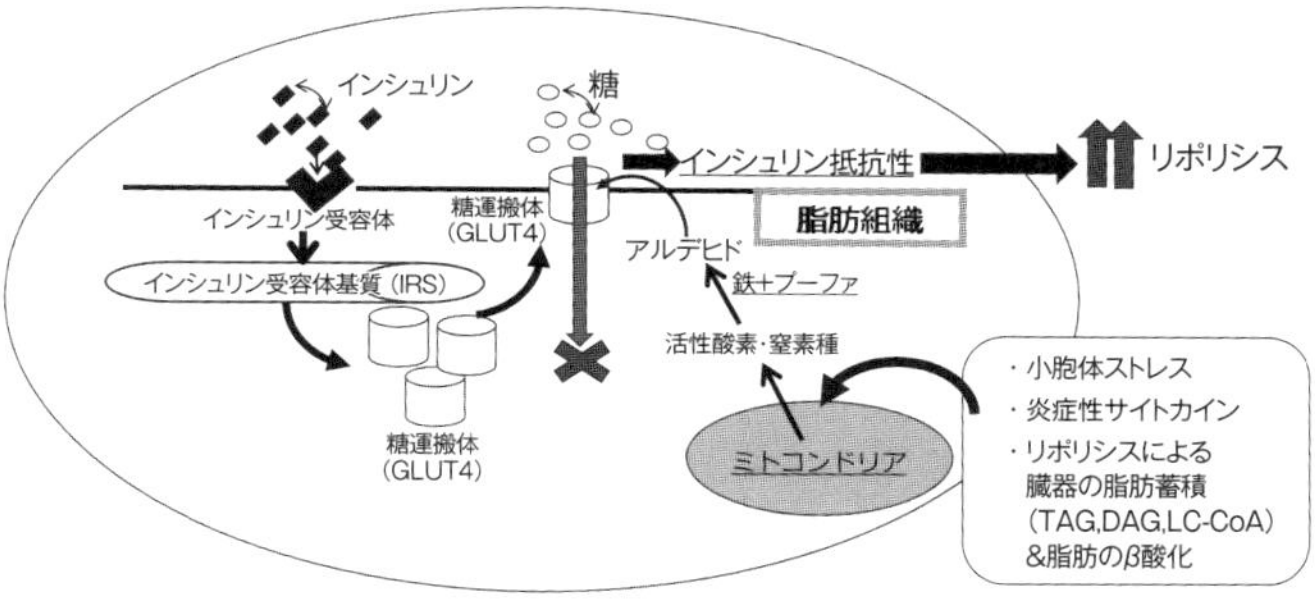

小胞体ストレス、脂肪のβ酸化（脂肪を燃料とする）などは最終的にミトコンドリアにストレスを与えて、過剰な活性酸素・窒素種を発生させる。これが鉄およびプーファと反応して速やかにアルデヒド（過酸化脂質）を形成する。アルデヒドが脂肪細胞の糖運搬体（GLUT4）に結合することで、脂肪細胞内に糖が入らなくなる（＝インシュリン抵抗性）。これによってリポリシス（脂肪分解）が開始され、全身でインシュリン抵抗性を引き起こす。メタ炎症の開始はプーファ過剰による脂肪のインシュリン抵抗性から始まる！（病はリポリシスから）

もちろんエネルギー源としては糖を好み、特に筋肉が活動しているときには、インシュリンがなくても糖を取り込んでエネルギー源とします[96]。しかし、わざわざ危険な脂肪を使用（脂肪を燃料とすると過剰な活性酸素・窒素種が発生）するのは、利用できる糖が少ないときに、脳や赤血球といった糖しか利用できない組織に糖をスペアするための生体のメカニズムといえるでしょう。

食事中の脂肪組織に蓄積で

［図29］食事中の脂肪組織に蓄積できない余剰の脂肪あるいは脂肪組織のリポリシス

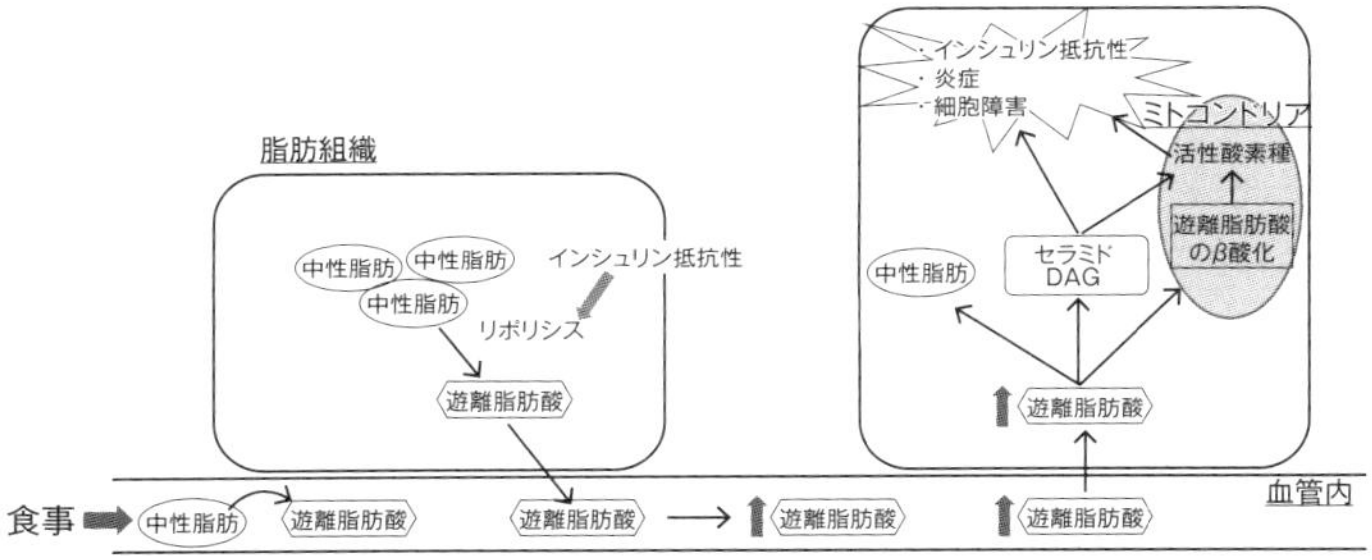

食事中の脂肪組織に蓄積できない余剰の脂肪、あるいは脂肪組織のリポリシスによって大量に血液内に遊離脂肪酸が発生する。これらは筋肉によって取り込まれるが、処理できない脂肪は最終的にメタ炎症を引き起こす。

きない余剰の脂肪（spill over）や、脂肪組織からリポリシスの結果放出される遊離脂肪酸のいずれも筋肉内に取り込まれます。この状態が霜降り肉に見られる〝サシ〟という脂肪部分です。ほとんどの高級な牛肉はメタ炎症を起こした牛の肉です。

これらの脂肪酸は、筋肉内で中性脂肪やセラマイド（ceramid）・ダイアシルグリセロール（DAG）として蓄積されるか、脂肪のβ酸化によって消費されます。このいずれもが、ミトコンドリアにストレスを与えて、最終的に炎症・インシュリン抵抗性・細胞障害などを引き起こします。

高脂肪食、リポリシスあるいはエンドトキシンは、このように筋肉に炎症を引き起こします。それによって筋肉がインシュリン抵抗性（脂肪と同じく筋肉の糖運搬体にアルデヒドが結合する）となって糖を筋肉細胞内に取り入れることができなくなると、本格的に糖尿病に代表されるメタボリック・シンドロームになります[97]。

9 メタ炎症で重要な組織——肝臓

脂肪組織のインシュリン抵抗性から始まり、リポリシスによって肝臓もインシュリン抵抗性になります。肝臓のインシュリン抵抗性は糖新生という代謝に切り替わるサインとなります[98]。肝臓の糖新生とは、特に脳や赤血球などの細胞が糖欠乏を起こしているときに、脂肪やタンパク質を砕いて糖に変換する代謝のことを指します。

肝臓はこの時、同時に脂肪（遊離脂肪酸）からケトン体を産生して、筋肉などに供給します[99]。これは低血糖という緊急事態に対する一時的なバックアップシステムです。この状態が慢性化した状態はまさに肝臓のインシュリン抵抗性が続く状態を意味します。つまり、全身のメタ炎症が起こっているということです。

［図30］ メタ炎症時の肝臓

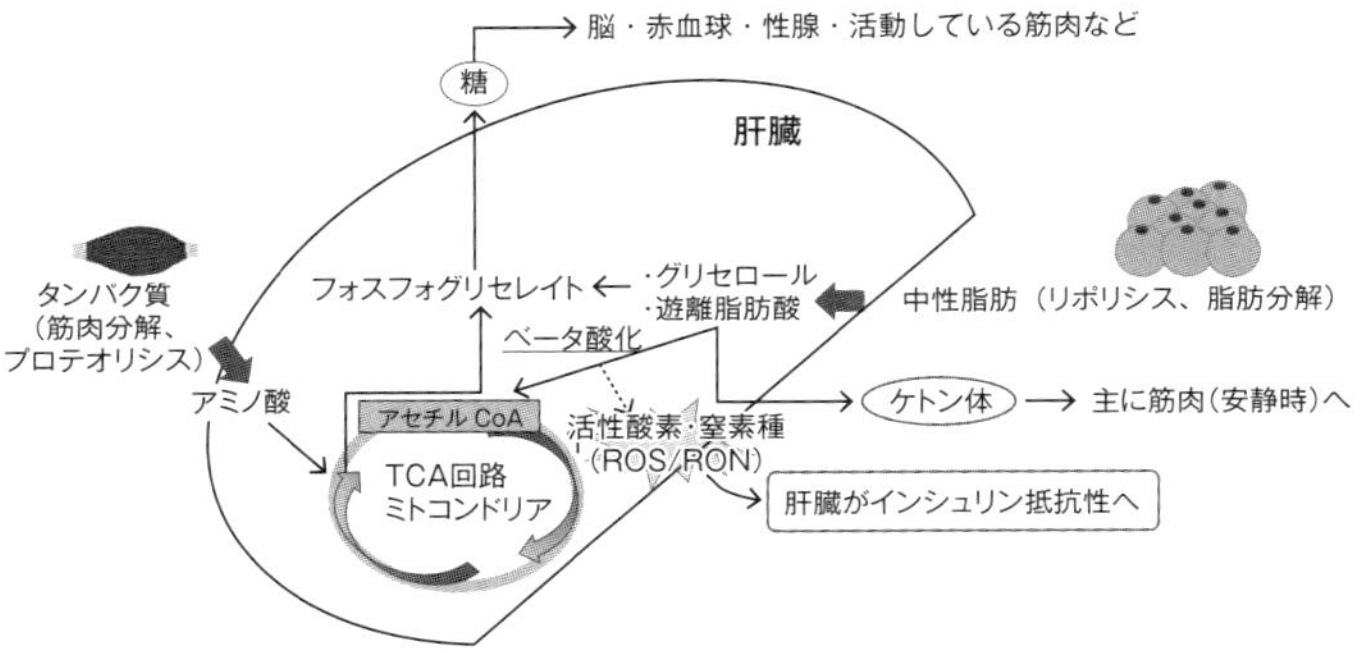

脂肪組織からリポリシスが起こる状況では、肝臓では糖新生およびケトン体合成が起こる。同時に脂肪をエネルギー源とするために肝臓内で過剰の活性酸素・窒素種が発生し、肝臓のインシュリン抵抗性（メタ炎症）を引き起こす。ケトン体産生の状況はシックネス・フィールド（病気の場）である。

ケトン体を産生する状態は、脂肪組織にリポリシスが起こり、全身の組織にインシュリン抵抗性を引き起こし、やがて慢性炎症状態となるメタ炎症と同義なのです。

この肝臓が糖およびケトンを産生している状態では、肝臓は脂肪をエネルギー源として燃焼しています。このことによって、肝臓もやがてミトコンドリアから過剰発生する活性酸素・窒素種によってダメージを受けます。これが肝臓でのインシュリン抵抗性を引き起こします。実際にケトン体が増える状況では、肝臓でのインシュリン抵抗性が引き起こされます[100]。

さらに、ミトコンドリアのエネルギー産生場である内膜（カルジオリピン）に脂質過酸化が起きることで、非アルコール性脂肪肝障害（NAFLD：Nonalcoholic fatty liver disease）が起こります[101]。これが時間経過とともに肝硬変・肝細胞がんに発展していくのです。

10 メタ炎症研究の歴史

以上の基礎的な知識を踏まえた上で、メタ炎症の歴史をみていきましょう。そうすることで、よりメタ炎症の重要性が理解できるようになります。

一八八四年に、髄膜炎になると必ず糖尿病（高血糖）になっていることが報告されました。当時は、糖尿病（高血糖）の治療だけで髄膜炎が見逃されているケースが多発したといいます[102]。感染と糖尿病（高血糖）の関係がここで示唆されることになりました。

一九六〇年代には、肥満の人は高インシュリン血症であり、インシュリンを注射しても、糖の細胞内取り込みが遅いという「インシュリン抵抗性」であることが報告されます[103]。また、肥満の動物モデルでは脂肪組織にマクロファージや肥満細胞などの免疫細胞が浸潤していることが報告され[104]、肥満とインシュリン抵抗性、炎症細胞の関係性が示唆されました。

一九八〇年代には、犬にエンドトキシンを与えた実験では、筋肉細胞でインシュリン抵抗性が認められ[105]、人間においても急性の感染症でインシュリン抵抗性になることが報告されました[106]。ここで感染とインシュリン抵抗性の関係が明らかになりました。また、マクロファージとエンドトキシンを混合した培養液に脂肪細胞をひたすと、脂肪細胞がインシュリン抵抗性&リポリシスを引き起こすことも判明しました[107]。免疫反応とインシュリン反応性の相互関係も示唆されました。

そして脂肪細胞にインシュリン抵抗性を引き起こしたのは、マクロファージから放出されるTNF（腫瘍壊死因子）であることが同定されます[108]。

一九九〇年代には、肥満の人の脂肪細胞、筋肉細胞にTNF（腫瘍壊死因子）が発現していることが判明[109]。このTNF（腫瘍壊死因子）は細胞内（肝臓、脂肪細胞）のインシュリン・シグナルをブロックしていることが分かりました[110]。炎症（炎症性サイトカイン、この場合TNF）がインシュリン・シグナルをブロックしてインシュリン抵抗

[図31] 炎症とインシュリン抵抗性

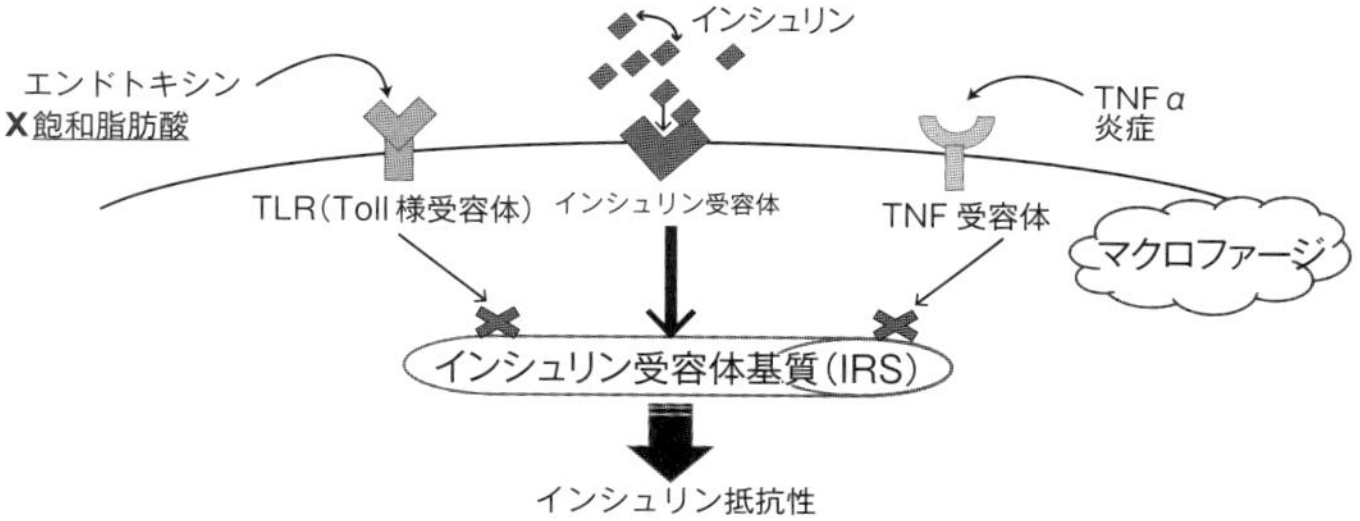

エンドトキシンや炎症性物質（TNFα）などは、マクロファージなどの細胞アンテナ（TLR,TNF受容体など）を刺激してインシュリンのシグナルをブロックする（＝インシュリン抵抗性）。今まで飽和脂肪酸も同じアンテナを刺激するとされてきたが、これは大きな間違いであったことが後に判明する。

性を引き起こしていることが分かったのです。

その後、TNF（腫瘍壊死因子）以外にもIL－βなど他の炎症性サイトカインでもインシュリンの分泌ブロック作用があることが報告されるようになりましたが、その多くは相反するデータが混在していました。ただ、インシュリン抵抗性を引き起こす炎症性サイトカインは、最後には共通の経路をたどることが分かるようになります。

その共通経路をc-Jun NH2-terminal kinase（JNK）といいます[111]。肥満、インシュリン抵抗性、ストレス反応（炎症）の共通経路はJNKであることが同定されています[112]。つまり、メタ炎症が起こる共通経路としてＪＮＫがライトアップされました。肥満の人の皮下脂肪でもＪＮＫは活性化しています[113]。

さらにインシュリン・シグナルのブロックのもう一つの共通経路IKKβ（inhibitor of nuclear kappa B kinase β）が発見されます[114]。これは NFkBを活性化する作用があります。

エンドトキシン（内毒素）や遊離脂肪酸で活性化されるＴＬＲ（Ｔｏｌｌ様受容体）の経路も、上記の経路や別の経路でインシュリンのシグナルをブロックしてインシュリン抵抗性を引き起こすことが分かりました[115]。

脂肪（高脂肪食、リポリシス）、エンドトキシン、炎症はインシュリン抵抗性を引き起こすということです。ちなみに、これらの共通経路はサリチル酸（アスピリン）で抑えることができます（ただし、一日九ｇと高用量）。

前述した小胞体ストレスや脂肪のβ酸化による活性酸素・窒素種なども、共通経路をオンにしてインシュリン抵抗性を引き起こすことも解明されました[116]。

11 高脂肪食と同じ効果をもつ物質と反対の効果をもつ物質

エンドトキシンやリポテイコ酸などはマクロファージなどの細胞のアンテナ（Ｔｏｌｌ様受容体：TLRs）に作用してインシュリン抵抗性や慢性炎症を引き起こします。その他にも同じアンテナ（TLRs）を刺激する物質がたくさん同定されています。グルクロン酸（天然ガム）はその代表です[117]。

ガンの痛みに使用されるモルヒネも同じアンテナを刺激しますので、慢性投与によってメタ炎症が引き起こされます[118]。お酒（エタノール）の代謝産物（エチルグルキュロナイド etylgrucuronide）も同じアンテナを刺激します[119]。慢性アルコール中毒もメタ炎症を引き起こすということです。

その他、リーキーガットの原因となる小麦のグルテンに含まれるグライァディン（gliadin）も同じアンテナを刺激しますから、小麦の過剰摂取は要注意です[120]。

その一方で、高脂肪食とは反対の作用をもつ物質も見つかっています。ファイトケミカルあるいは抗酸化物質ともよばれる成分は、このアンテナ（TLRs）をブロックします。具体例を挙げましょう。クルクミン（ターメリックの成分）、ヘレナリン（北米および北ヨーロッパに分布するキク科のアーニカ）、シナマルデヒアド（シナモン）、サルフォラフェイン・イソチアネート（ブロッコリーなどのアブラナ科）、ポリフェノールのカテキン（緑茶成分）、パーテノライド（夏白菊）などです[121]。

これらの物質は免疫細胞のアンテナ（TLRs）をブロックしますので、メタ炎症を抑えるには有効です。しかし、これらの物質を抽出したものを投与すると、免疫抑制に傾きますので、ゴミが生命場に溜まることになります。

実際に免疫細胞のアンテナ（TLRs）などを遺伝子操作して欠損させた無菌マウスでは、エンドトキシンを増加させるようなバクテリアが腸内で増殖し、最終的にインシュリン抵抗性、肥満などのメタボリック・シンドロームへと発展します[122]。

つまり、免疫細胞のアンテナを高脂肪食で刺激しすぎても、ファイトケミカルでブロックしすぎても、同じ全身の炎症を引き起こすということです。まさに「陰陽（yin-yang）」の関係です。したがって、形態形成維持の面からもポリフェノールなどのファイトケミカルは抽出して摂取するものではありません。

12 プーファは本当にインシュリン感受性を高めるか？

メインストリームの医学（現代医学）では、プーファ（多価不飽和脂肪酸）は、インシュリン感受性を高めるという研究結果オンパレードです[123]。私が調べた文献でもほぼ全てそうでした。しかし、サイエンスの基礎を分かっていれば、これらの研究結果がおかしいことがすぐに理解できます。

それは前述したように、脂肪組織のプーファによるインシュリン抵抗性からメタ炎症は開始されるからです。そしてプーファは炎症あるいは「還元ストレス（すべての慢性病の最初の引き金）」を引き起こす張本人でもあります。

それでは、そのメインストリームの主張がおかしいことを具体的に証明していきましょう。

まずは純粋なプーファ（大豆油、オメガ6）をヒトに静脈内投与した実験です[124]。プーファ（大豆油）の注入速度が速いほど、インシュリンのシグナルは、あらゆる段階ですべて低下します。つまり、プーファの血液濃度が高くなるほどインシュリン抵抗性

[図32] プーファのインシュリン・シグナルのブロック

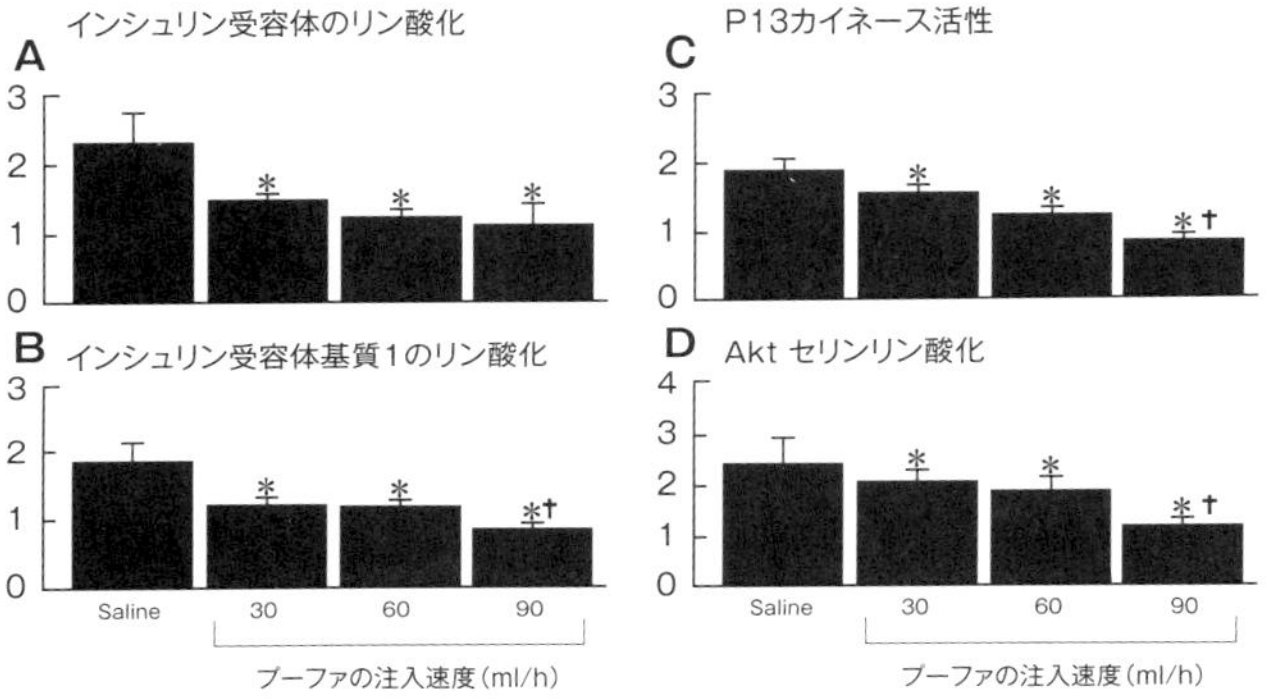

プーファ（Liposyn III）：30% 大豆油, 1.8% 卵のリン脂質
Diabetes. 2005 Jun;54(6):1640-8

プーファ（大豆油）の注入速度が速いほど、インシュリンのシグナルはすべて低下（＝インシュリン抵抗性）している。

[図33] 点滴で使用する脂肪乳剤イントラリピッド（Intralipid）

脂肪乳剤（点滴）の脂肪酸の組成

- リノール酸（44-62%）
- オレイン酸（19-30%）
- パルミチン酸（7-14%）
- α-リノレイン酸（4-11%）
- ステアリン酸（1.4-5.5%）

↓

プーファ（オメガ3&6）が過半数を占める

リノール酸（オメガ6）
$C_{18}H_{32}O_2$

オレイン酸
$C_{18}H_{34}O_2$

パルミチン酸
$C_{16}H_{32}O_2$

α-リノレイン酸（オメガ3）
$C_{18}H_{30}O_2$

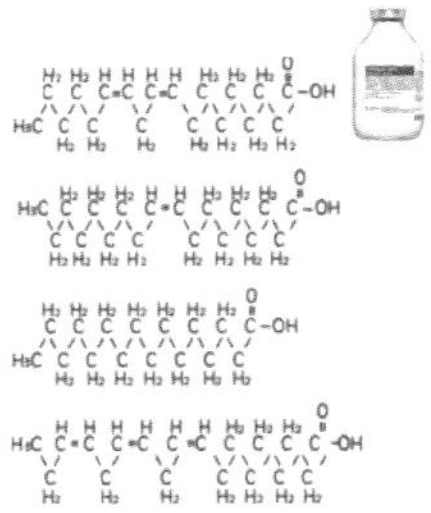

現代医療で使用する脂肪乳剤（イントラリピッド）は、オメガ６が最多で、オメガ３も含むプーファが過半数を占めるプーファの点滴である。

を引き起こしたということです。

生理的範囲内の遊離脂肪酸（大豆油、オメガ6）でも、最大六〇－七〇パーセントインシュリン・シグナルがブロックされる（インシュリン抵抗性）ことが示されています。生理範囲内とは、リポリシス（脂肪分解）を起こしていない状態で血液中に浮遊しているプーファ量です。

つまり、プーファリッチな現代人がリポリシスを起こすと、生理的範囲を大幅に超えるために確実にインシュリン抵抗性を引き起こすということです。まさに「病はリポリシスから」です。プーファはエンドトキシンのようにＴｏｌｌ様受容体（TLR）を介さなくても、インシュリン・シグナルをブロックするのです。

オメガ6およびオメガ3のプーファが主体となっているイントラリピッドという脂肪乳剤の点滴の実験でも、筋肉内にatty acyl-CoA，diacylglycerol（DAG）が蓄積することで、最終的にインシュリン受容体基質（IRS-1）をブロックしてインシュリン抵抗性を引き起こすことが報告されています[125]。

さらに、オメガ6から形成されるアルデヒド4-HNEがインシュリン受容体基質（IRS）に結合してインシュリン・シグナルをブロックすることも分かっています[126]【図34】。オ

［図34］インシュリン・シグナルを止めるアルデヒド（4-HNE）

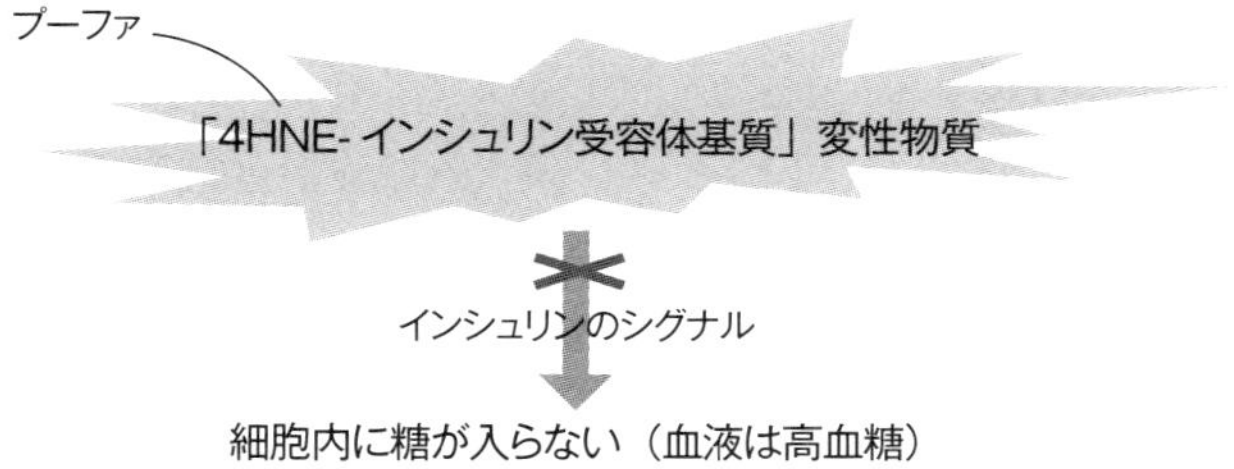

プーファから産生されるアルデヒド（4-HNE）がインシュリン受容体基質（IRS）に結合して変性させる。そのため、それ以降のインシュリン・シグナルをブロックする。

メガ３から形成されるアルデヒド4-HHEも4-HNEと同じ作用をしますので、調べれば同じくインシュリン・シグナルをブロックすることが分かるでしょう。

筋肉内の遊離脂肪酸の一部は、中性脂肪になって蓄積し、主に次の二つの脂肪体に変換されます。

・ダイアシルグリセロール（DAG）、
・セラマイド（ceramide）

これらは、インシュリン・シグナルをブロックする共通経路（JNK,IKKβ）を活性化してインシュリン抵抗性および炎症を引き起こします[127]。そしてミトコンドリアにストレスを与えることで、過剰の活性酸素・窒素種を作り、最終的に糖の運搬体を

[図35] 筋肉で使用されない脂肪

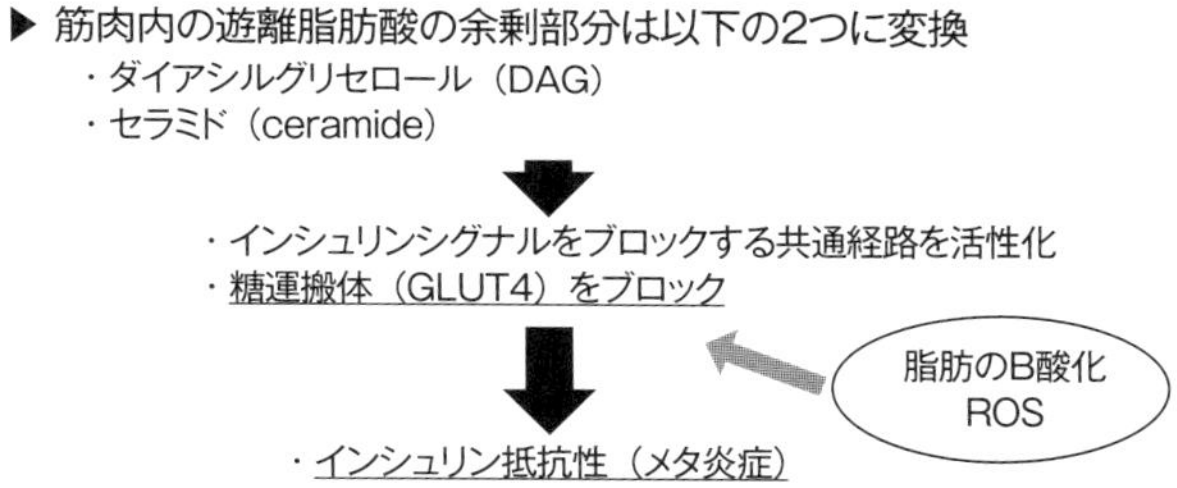
▶ 筋肉内の遊離脂肪酸の余剰部分は以下の2つに変換
・ダイアシルグリセロール（DAG）
・セラミド（ceramide）
・インシュリンシグナルをブロックする共通経路を活性化
・糖運搬体（GLUT4）をブロック
脂肪のB酸化
ROS
・インシュリン抵抗性（メタ炎症）

筋肉で余剰の脂肪はダイアシルグリセロールやセラミドに変換。これらの変換された脂肪は、糖運搬体を最終的にブロックあるいはインシュリン・シグナルをブロックする共通経路を活性化し、メタ炎症を引き起こす。また、脂肪をエネルギーの燃料とすると（＝β酸化）、過剰な活性酸素・活性窒素種が発生することでも同じことが起こる。

ブロックします。筋肉に脂肪が蓄積するだけで、筋肉細胞がインシュリン抵抗性（糖を筋肉細胞内に取り込めない）になるのです【図35】。

セラミド（セラマイド）の化粧品やサプリを私が勧めない最大の理由は、上記のように、インシュリン・シグナルをブロックする共通経路を活性化してメタ炎症を起こす可能性があるからです。

このようにプーファは、インシュリン抵抗性などのメタ炎症を引き起こして、心臓血管系にも甚大なダメージを与えます[128]。心筋梗塞や動脈硬化の予防および根本治療は、やはりプーファ・フリーです。

ちなみに、エネルギーにすぐ変わると喧伝されている中鎖脂肪酸（ＭＣＴオイル）でさえも、長期的に摂取するとインシュリン抵抗性を引き起こします[129]。これはランドル効果を示したものです。やはり、飽和脂肪酸でも不飽和脂肪酸でも脂肪をエネルギー源にすることは得策ではありません。

プーファは外界の環境の変化を伝えるシグナル（ホルモンなど）や細胞間・細胞内連絡をすべてシャットダウンします。したがって、飽和脂肪酸のように外から免疫細胞などを活性化することはありません。しかし、細胞内においてインシュリンのシグナルなどの生命のエネルギー・フローを止めることでメタ炎症を引き起こすのです。

プーファは、細胞内でエントロピー（乱雑さ、崩壊）を高める物質なのです。

13 メタ炎症の従来のメカニズム（分子機構）

ここで前述したメタ炎症の重要なシグナル経路を整理しておきましょう。炎症性サイトカイン、エンドトキシン、小胞体ストレスなどは細胞に作用してJNK，IKKβ（inhibitor of nuclear kappa B kinase β）の共通経路を経て、炎症性物質の産生やイン

［図36］メタ炎症を引き起こす白血球の受容体（Toll様受容体）刺激

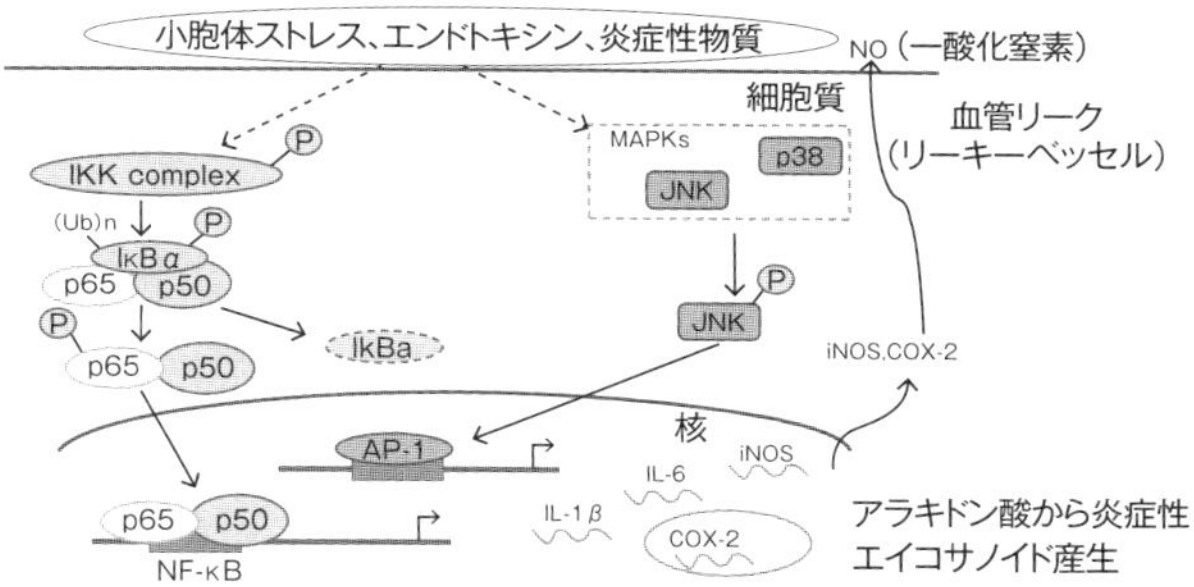

小胞体ストレス、エンドトキシン、炎症性物質などはマクロファージなどの白血球のアンテナ（TLR）を刺激して炎症性物質を産生する。

シュリン抵抗性を引き起こします。

ＪＮＫは、エンドトキシン、小胞体ストレス（ER stress）、炎症（インターフェロンなどの炎症性物質）、紫外線照射などの細胞ストレスによって活性化します。そして、ＴＮＦ、一酸化窒素（NO）など多くの炎症性物質を産生します[130]。JNK/NF-κB活性化の共通経路によって炎症を引き起こすものは、リポリシスによって大量に脂肪組織内や血液中に放出される遊離脂肪酸（プーファ）です。

今まで飽和脂肪酸、オレイン酸は、マクロファージなどのアンテナ（TLR4）と反応することで、このスイッチをオンにすると言われてきました[131]。この刺激

［図37］環境変化を伝えるシグナル経路JNK
(C-Jun N-terminal kinase)

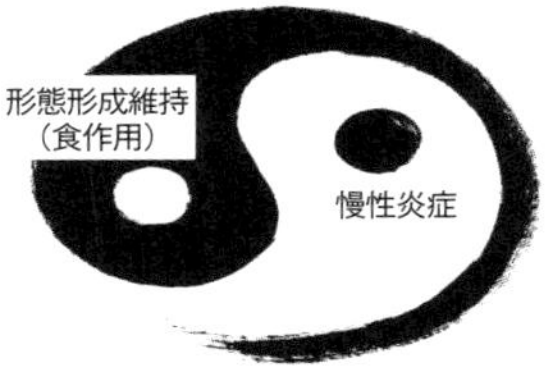

JNKのようなシグナル伝達経路も場によって、あるいは作用する時間によって、私たちの体に及ぼす影響は正反対になる。まさに免疫細胞や生体内の活性物質と同じく"陰陽"の作用を持つ。

によって、飽和脂肪酸はJNK，IKKβの共通経路を刺激してメタ炎症を引き起こすとされてきました。しかし、後述しますがこの経路は存在しないことが明確にされています。

こうした共通経路を刺激するのは飽和脂肪酸ではなく、プーファです。プーファはβ酸化の過程などにおいても活性酸素種（ROS）を放出させるため、この経路を活性化して炎症を起こさせます。さらに小胞体ストレスによっても、この経路が活性化されて炎症をオンにさせます[132]。小胞体ストレスをもたらす主因はプーファですから、ここでもプーファは炎症を加速させます。

JNK（C-Jun N-terminal kinase）経路が活性化されると、AP-1（activator protein 1）と

いう転写因子を形成し、一酸化窒素（NO）合成酵素、COX-2、IL-6など多くの炎症性物質を産生します[133]。この経路の活性化が、関節リウマチ、多発性硬化症、炎症性大腸炎、急性肝障害では認められています[134]。反対に、JNKシグナルをブロックすると炎症反応を低下させ、臓器のダメージが最小限に抑えられることが分かっています[135]。

実はこのJNKのようなシグナルもコンテキスト依存です。つまり、「場」によって作用が反対になります。一時的なJNKの活性化は、ストレス反応として害はありませんが、持続的な活性化によって、インシュリン抵抗性、炎症、細胞死などを引き起こします[136]。

炎症の場での病的な血管の拡張やリーク（リーキーベッセル）は、JNKによる一酸化窒素（NO）産生によって起こります（これが痒み、痛みの原因）[137]。

14 糖の運搬体（GLUT4）のブロックがメタ炎症の最大のメカニズム

これらの今まで報告されてきたインシュリン・シグナルのブロックは、むしろ糖の運搬体（GLUT4）のブロックによる結果として起ることが報告されています[138]。つまり、インシュリンのシグナルがダメージを受けるのではなく、最後の糖の運搬体（GLUT4）へのダメージが実際はインシュリン抵抗性（糖を細胞内に入れられない）を引き起こしているということです。

それでは何が糖の運搬体（GLUT4）へのダメージを引き起こしているのでしょうか？

今まで、高プーファ食によって細胞内にセラミド、ダイアシルグリセロールの蓄積、小胞体ストレス、活性酸素・窒素種の過剰産生などがインシュリンのシグナルをブロックするということをお伝えしてきました。しかし、これらの原因はすべてミトコンドリアにストレスを与えて活性酸素・窒素種（ROS, RON）の過剰産生を引き起こします[139]。高プーファ食によって、プーファそのものが糖の代わりにミトコンドリアの燃料として使用されることだけでも、過剰な活性酸素・窒素種の産生を引き起こします[140]。

この過剰な活性酸素・窒素種は、細胞内にある鉄と反応してハイドロキラジカルという最も反応性の高い活性酸素種を産生します。そして、近傍にあるプーファと反応してアルデヒドを作ります。このアルデヒドが糖の運搬体（GLUT4）に結合して機能・構造を破壊することが、真のインシュリン抵抗性の原因なのです。

鉄の貯蔵態としてフェリチンというタンパク質があります。このフェリチンが高い人（肥満女性）ほど、インシュリン抵抗性およびリポリシスが起こることが分かっています[141]。鉄によって脂肪分解酵素（HSL）が誘導されて、直接リポリシスが引き起こされることが報告されています[142]。

しかし、それよりも重大な要因は、鉄とプーファの反応によってアルデヒドが発生し、そのアルデヒドによるインシュリン抵抗性によってリポリシスが起こることなのです。

15 飽和脂肪酸はゴミとして認識されない！

飽和脂肪酸、特に長鎖の飽和脂肪酸のパルミチン酸は、マクロファージなどのアンテナ（TLR4）を刺激してJNKのシグナルを活性化するとされてきました。パルミチン酸は糖が脂肪に変換される形態でもあります（糖を一日五〇〇g以上摂取した場合に限る。生理的にはあり得ない）。これをもって飽和脂肪酸が炎症を引き起こして、動脈硬化などの原因となるという新しいメカニズムが提唱されるようになったのです。

しかし、これは大きな間違いであることが判明します。なぜなら、パルミチン酸（C

16）は単独でマクロファージなどのアンテナ（TLR4）や細胞内アンテナ（インフラマソーム）を活性化しないことが、二〇一八年の研究論文で明確にされたからです[143]。パルミチン酸より短鎖のミリスチン酸（C14）でもアンテナ（TLR4）を活性化できません。つまり、飽和脂肪酸はマクロファージなどによって炎症ゴミとしては認識されないということです。

それでは、なぜこのような間違いが繰り返し再現されているのでしょうか？　それは、以下の原因によります。

①ほとんどの実験ではラードを飽和脂肪酸として位置付けていること
②ラードを使用していない場合でもプーファが含まれていること
③高脂肪食自体がランドル効果をもたらすこと

ラード（ブタの脂）はオレイン酸（一価の不飽和脂肪酸）が最多で、その次に多い脂はプーファ（多価不飽和脂肪酸）です。プーファはブタが穀物とフィッシュオイルを摂取している量によって、オメガ6とオメガ3の比率が変わります。これを飽和脂肪酸といわれると眉をひそめたくなります。

二番目の問題は少量のプーファでも多大な影響を及ぼすことです[144]。三番目の問題は総脂肪量（飽和と不飽和を含めて）自体が多い食事を長期間摂取すると、糖のエネルギー代謝から脂肪のエネルギー代謝に移行し、これが最終的にメタ炎症を引き起こすことです。

代謝がシックネス・パターン（脂肪のエネルギー代謝）になると、前述したように腸内バクテリアのバランスが乱れて、エンドトキシン（内毒素）やリポテイコ酸が血液の中に入ります。これによってもメタ炎症が引き起こされるのです。

したがって、現代医学が新たなメカニズムとして「飽和脂肪酸悪玉説」を作り上げましたが、ここにも大きな虚偽があることが読者の方々はもう理解されたと思います。

16　活性窒素種（RNS）によるメタ炎症

脂肪をエネルギー源とする（つまり脂肪のβ酸化）ことがなぜシックネス・メタボリズムなのでしょうか？　その一つの理由は、脂肪のβ酸化で発生するスーパーオキサイドとＪＮＫの活性化などで発生する一酸化窒素（NO）の反応です。

この反応で、ペルオキシ亜硝酸（peroxynitrite：ONOO）という安定した物質が形成されます[145]。この物質はTNFα，IL-8，IL-1βを産生することで慢性炎症を起こす[146]ほかに、ミトコンドリアのサイトクロームCオキシデース（電子伝達系）に不可逆に結合します[147]。〝不可逆〟ということは、永久に結合して離れないということです。それによって、糖からサイトクロームCオキシデースへの電子の受け渡しができなくなります。つまり、この脂肪のβ酸化で産生された「ペルオキシ亜硝酸」は、生命体のエネルギー代謝の息の根を止めてしまうのです。

17 なぜ脂肪（プーファ）を燃料とするとメタ炎症が起こるのか？

前述したように、高プーファ食によってプーファを糖のエネルギーの燃料とする場合も活性酸素・窒素種によってメタ炎症を引き起こします。いずれもマウスの実験ですが、高プーファ食（四五パーセントkcal：ラードと大豆油）でinterleukin（IL）-1β，IL-1 receptor antagonist，TNFαなどの炎症性物質が高く検出され[148]、筋肉での過剰なβ酸

［図38］脂肪をエネルギー源とする（or高脂肪食，カウチポテト）と、インシュリン抵抗性＆メタ炎症を引き起こす

▶ ミトコンドリア・カーボンストレス

・脂肪をエネルギーの燃料とするとミトコンドリアの電子伝達系（エネルギーと熱生産の場）で処理しきれない量のアセチルCoAなどの基質（カーボン、Carbon）の流入

⬇

・NADH,FADH$_2$の蓄積

⬇

・NADH,FADH$_2$の競合が起こり、電子伝達系複合体Iから電子が漏れる⇒活性酸素・窒素種の発生⇒炎症（NF-kβ）

⬇

インシュリン抵抗性、メタ炎症

摂取カロリー過剰
Supply ＞ Demand
↓
肥満
↓
ミトコンドリア
カーボンストレス
↓
インシュリン抵抗性
↓
メタ炎症
↓
組織の線維化・ガン化

化とインシュリン抵抗性が引き起こされました[149]。

その仕組みをここで説明していきましょう。高脂肪食は過剰な脂肪のβ酸化によって、ミトコンドリアのＴＣＡ回路から電子伝達系に送り出される電子の量が過剰になり、電子の渋滞と漏電が起こるという「還元ストレス」（細胞内に過剰な電子が蓄積する＝アルカリ性）を引き起こします。この高脂肪食（高カロリー食）による還元ストレスを、「ミトコンドリア・カーボンストレス（ミトコンドリアで処理するアセチルCoAや電子の過剰供給）」ともよびます[150]。

この還元ストレスによって渋滞した電子がフリーになって、酸素や窒素と反応する

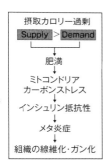

ことで過剰な活性酸素・窒素種（ROS/RON）が形成されます。この活性酸素・窒素種（ROS/RON）によって形成されるアルデヒドが糖運搬体（GLUT4）と結合することで、インシュリン抵抗性を引き起こします。前述したように、脂肪組織でインシュリン抵抗性がまず引き起こされ、リポリシスが起こることで全身にインシュリン抵抗性が波及していきメタ炎症になるのです。

18 メタ炎症の加速——高脂肪食で起こる脂肪の肥大

さて、高プーファ食による血液中の余剰のプーファが脂肪組織に蓄積されることでメタ炎症が開始されます。その結果、筋肉、肝臓、脳などの他の組織にもメタ炎症が波及していきます。その脂肪組織では脂肪細胞が肥大することによってさらにメタ炎症が加速していきます。

脂肪細胞が肥大すると相対的に各脂肪細胞が低酸素状態になります。低酸素が持続すると脂肪組織内で炎症が起こります[151]。そして脂肪細胞に炎症が起こると、さらにインシュリン抵抗性が高まります[152]。インシュリン抵抗性になるとリポリシス（脂肪分解）

［図39］高脂肪食：脂肪組織の肥大によって、脂肪組織のマクロファージは炎症性へと変化

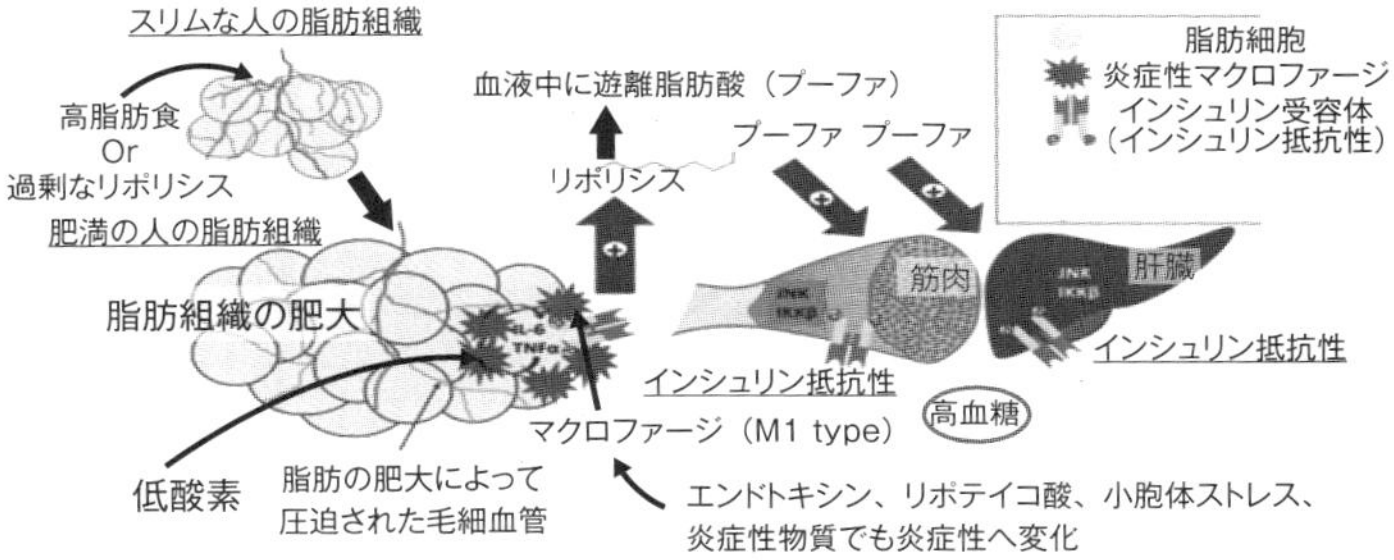

・高脂肪食⇒過剰な脂肪の蓄積⇒脂肪細胞の肥大⇒低酸素⇒炎症性サイトカイン（炎症）⇒炎症性マクロファージが肥大脂肪組織へ侵入⇒炎症加速⇒インシュリン抵抗性（脂肪細胞）⇒リポリシス⇒ダンプス（DAMPs, 炎症ゴミ）の形成＆炎症シグナル⇒インシュリン抵抗性（筋肉、肝臓）。

高脂肪食や過剰なリポリシスは最終的に脂肪組織に炎症性マクロファージを招来する。リポリシスがさらに筋肉や肝臓のインシュリン抵抗性をつくる。その結果、高血糖（糖尿病）を招く。

が起こり、血液中に遊離脂肪酸（プーファ）があふれます。脂肪組織から最初に放出されるのはプーファ（多価不飽和脂肪酸）だからです。

遊離脂肪酸（プーファ）はダンプス（DAMPs）という炎症ゴミを作り出します。また、血液内にあふれかえったプーファは活性酸素産生、小胞体ストレスを引き起こします。これらは前述したように、肝臓や筋肉組織などの全身の組織に

おいても最終的に糖の運搬体（GLUT4）のアルデヒド結合によってインシュリン抵抗性を引き起こします。

炎症により脂肪細胞そのものがさらにインシュリン抵抗性になるのです。インシュリン抵抗性になるとリポリシスが起こり、脂肪細胞が蓄積している脂肪滴から遊離脂肪酸（プーファ）が放出されます[153]。この遊離脂肪酸によって、マクロファージが炎症性へと変化して脂肪組織に侵入し、脂肪組織での炎症を加速させます[154]。プーファによって形成される炎症ゴミによってマクロファージが過剰刺激されるのです。

また、遊離脂肪酸によって筋肉や肝臓といった組織にもインシュリン抵抗性、脂肪蓄積が起こります。この悪循環で脂肪組織、筋肉、肝臓には慢性炎症が持続します。このように高脂肪食では一度、脂肪がインシュリン抵抗性になるとさらに脂肪内に炎症が発生することで全身のメタ炎症が加速します。

さらに、脂肪肥大は脂肪滴の拡大によりますが、脂肪滴形成には小胞体が関与しています。つまり、脂肪滴がどんどん拡大していくと、それだけ小胞体にストレスがかかります。この脂肪滴拡大による小胞体のストレス応答（unfolded protein response: UPR）がミトコンドリアにストレスを与えてリポリシスを引き起こし、炎症性サイトカインを

［図40］脂肪肥大と小胞体ストレス

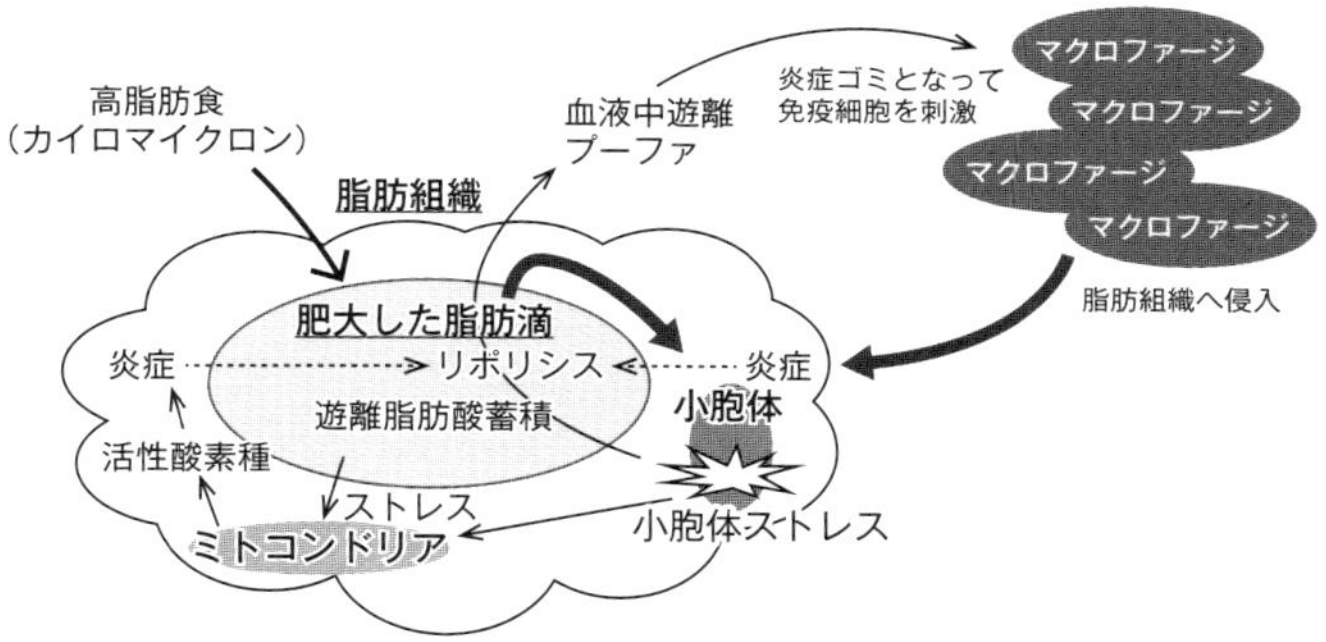

脂肪肥大⇒小胞体（脂肪滴形成）ストレス⇒小胞体ストレス応答（unfolded protein response：UPR)⇒ミトコンドリアストレス⇒インシュリン抵抗性⇒↑リポリシス⇒ プーファが遊離脂肪酸となって血液にあふれる⇒炎症ゴミ化＆シックネス・メタボリズム（脂肪のエネルギー代謝）⇒糖尿病、ガンなどの慢性病

［図41］病はリポリシスから（FFAの怖さ）

▶ 慢性リポリシスによって白色脂肪組織にマクロファージが侵入し、炎症を引き起こす（肥満、depending on the context）

⬇

▶ マクロファージが脂肪を取り込み変性する＝動脈硬化巣と同じ

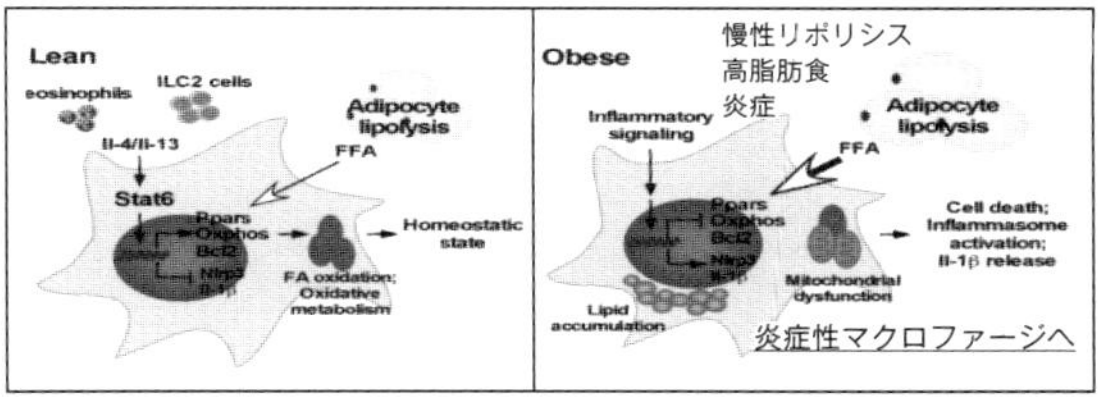

J Clin Endocrinol Metab. 2012 Jan;97(1):208-16

放出することも分かっています[155]。

以上をまとめると、高脂肪食で脂肪が肥大すると低酸素と小胞体ストレスを引き起こすことで、「リポリシス、インシュリン抵抗性、炎症」という典型的なメタ炎症が加速するということです。

19 リポリシスはエンドトキシンやバクテリアの他の成分でも起こる

エンドトキシン（内毒素）はダイレクトに脂肪細胞のアンテナ（TLR4）との相互作用でリポリシスを引き起こします[156]。リポリシスから炎症、インシュリン抵抗性が起こるので、エンドトキシンもメタ炎症の重要なファクターといえます。エンドトキシン（lipopolysaccharide: LPS）は、グラム陰性菌に分類されるバクテリアの細胞壁成分です。

実はグラム陽性菌の壁成分であるリポタイコ酸（lipoteichoic acid : LTA）も、マクロファージなどのアンテナ（TLR2）を刺激して炎症を引き起こすことが分かっていま

［図42］バクテリア成分は慢性リポリシスの原因

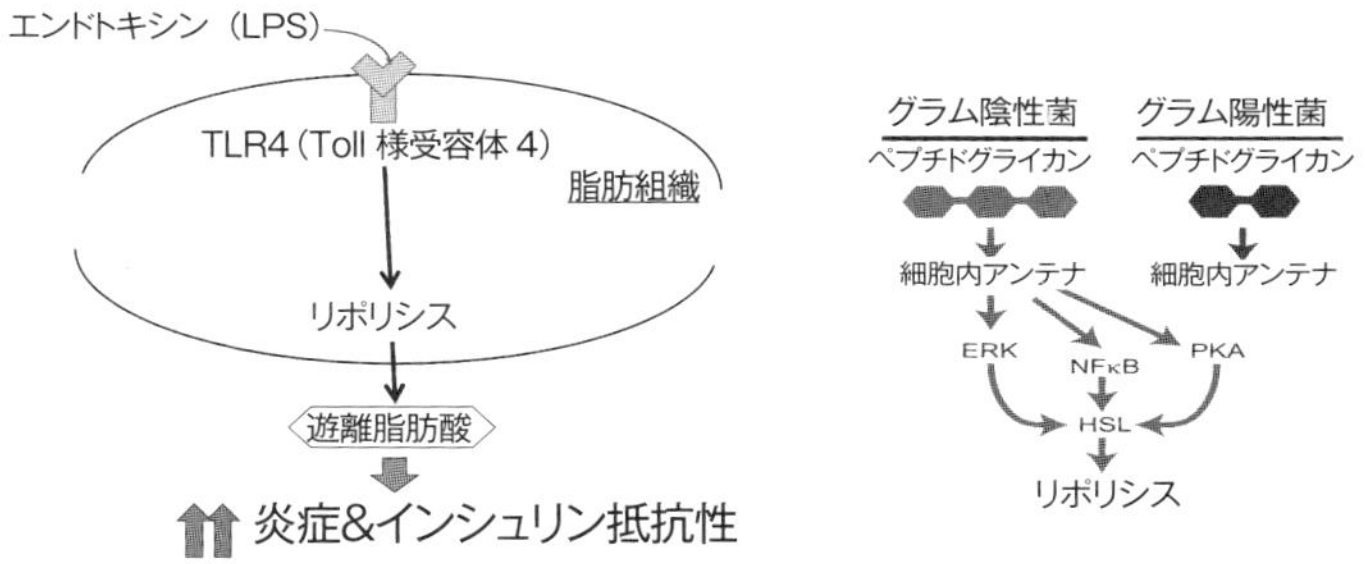

エンドトキシン（LPS）は脂肪細胞のTLR4との相互作用でリポリシスを引き起こす。その他、バクテリアの細胞壁成分のペプチドグリカン（グライカン）でもリポリシスを引き起こす。

す[157]。リポタイコ酸（lipoteichoic acid: LTA）の研究は、エンドトキシンほど進んでいませんが、エンドトキシンよりも炎症を引き起こす作用が強いと推測されています[158]。

そして、グラム陰性菌、陽性菌の両方のバクテリアの細胞壁成分であるペプタイドグライカンという成分でもリポリシスが起こることが報告されています[159]。

第1章でお伝えしたように、プロバイオテックスや食物繊維などのプレバイオテックスなどの慢性投与は、小腸にバクテリア（グラム陰性菌、陽性菌共に）を増やすことで、メタ炎症（インシュリン抵抗性、リポリシスなど）を全身の臓器

［図43］ファスティング（60h）の健康人への影響 Ⅰ

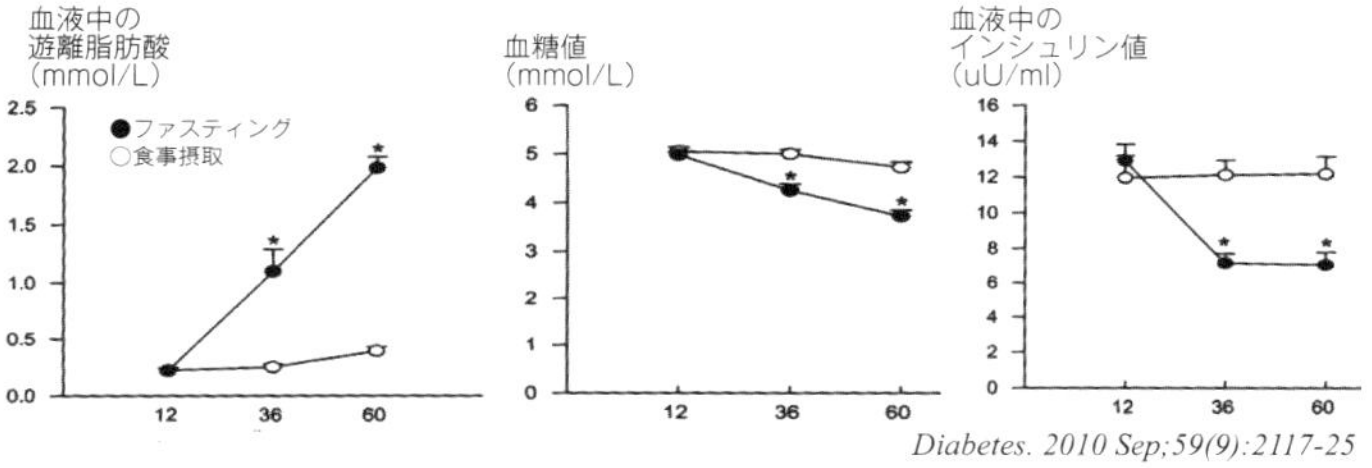

Diabetes. 2010 Sep;59(9):2117-25

・ファスティングでは経過とともに遊離脂肪酸が上昇。食べないので血糖値が低下。それに伴ってインシュリン値も低下。

に引き起こすのです。

20 ファスティング（断食）とメタ炎症

糖質制限食やケトン食のような極端な食事では、結果的に高脂肪食になってしまいます。それ以外にも高脂肪食と同じ効果（メタ炎症）を引き起こすものがあります。それは断食（ファスティング）です。

ファスティングをすると私たちの体内はどうなるのでしょうか？

健康人でも六十時間のファスティングを行うと、遊離脂肪酸が上昇し、血糖・インシュリン値が低下します。そして、エネルギー代謝が

［図44］呼吸ガス交換比（値が高いほど糖の燃焼）

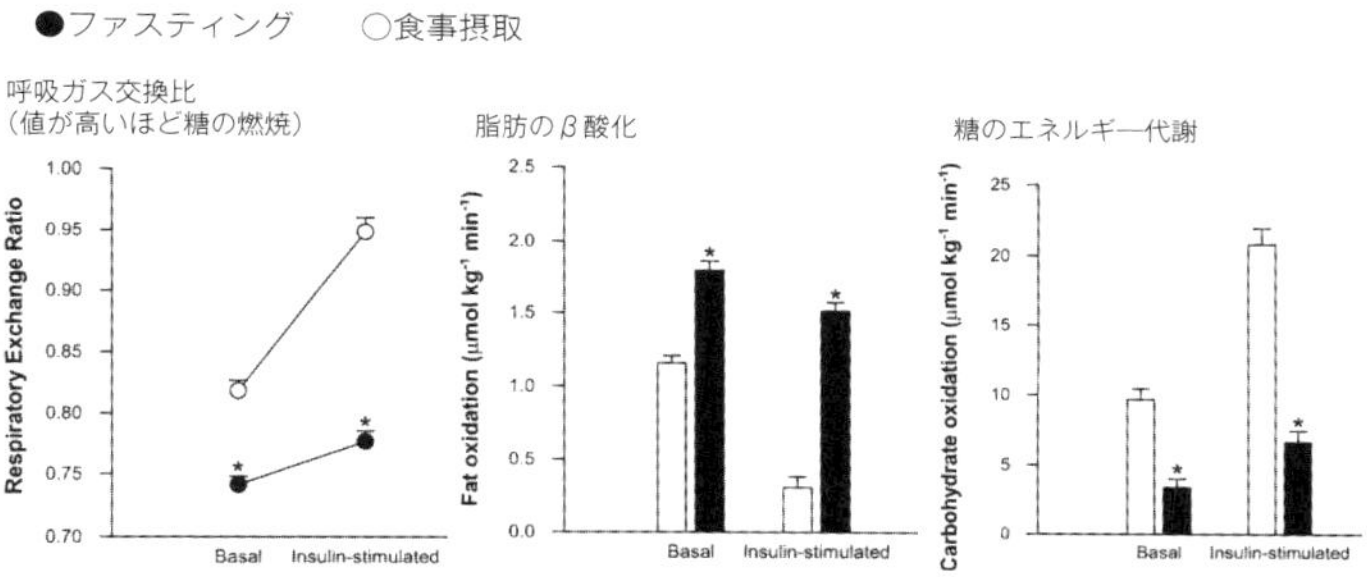

Open bars represent the fed condition; closed bars represent the fasted condition

・ファスティングでは↑脂肪の燃焼、↓糖の燃焼

［図45］ファスティング（60h）の健康人への影響 Ⅱ

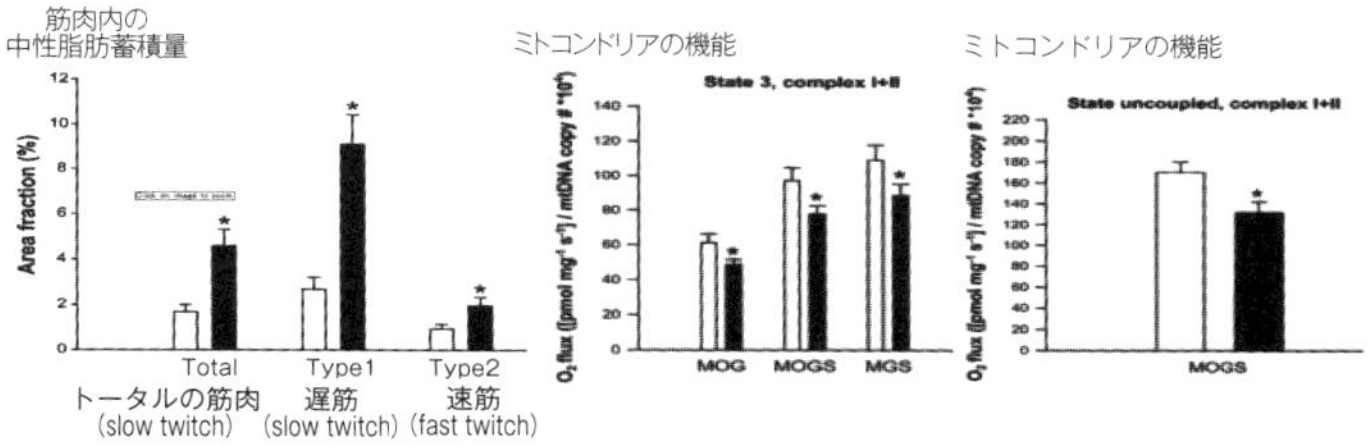

M, malate; O, octanoyl-carnitine; G, glutamate; S, succinate
Diabetes. 2010 Sep;59(9):2117-25

・ファスティングでは筋肉内の脂肪蓄積が有意に増加。その一方でミトコンドリア機能は低下している。筋肉内の脂肪蓄積はインシュリン抵抗性を引き起こす。

[図46] 健康人にプーファを点滴するとどうなるか Ⅰ

◆ 健康人にプーファ主体の脂質（イントラリピッド）を点滴（0.4ml/min, 24時間⇒576ml/total）

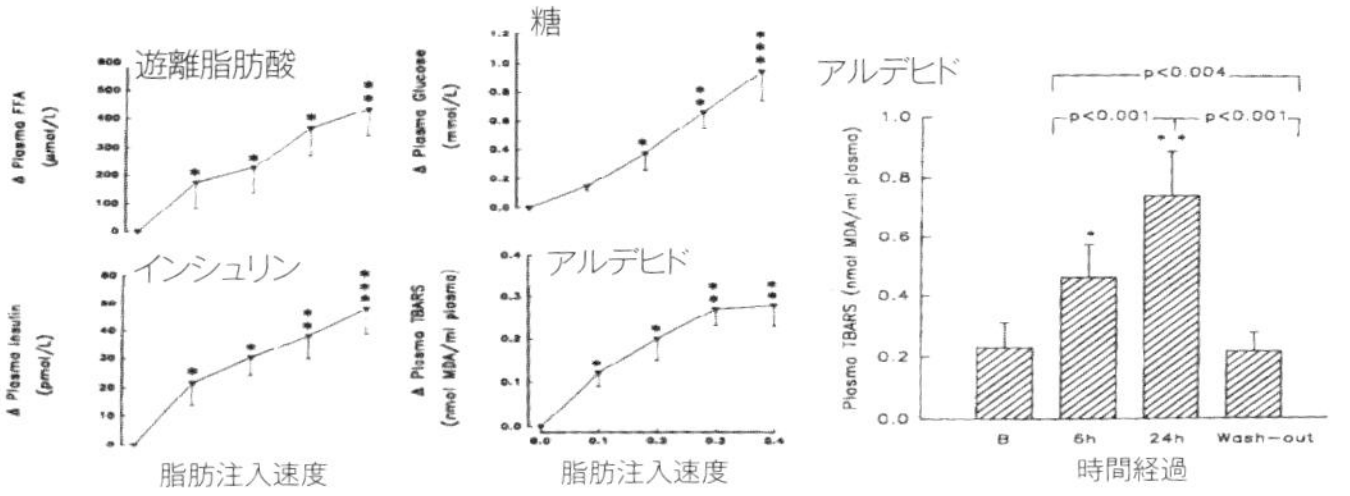

J Clin Endocrinol Metab. 1996 Dec;81(12):4244-8

プーファを点滴すると、注入速度に比例して遊離脂肪酸が上昇。ランドル効果で血糖も高くなり、インシュリン値も上昇。プーファの過酸化脂質であるアルデヒドも注入速度および時間経過とともに増加。

糖の燃焼から脂肪の燃焼（シックネス・メタボリズム：病気のエネルギー代謝）へとシフトしていきます。

さらに、筋肉内では脂肪蓄積が上昇（インシュリン抵抗性、炎症）し、ミトコンドリアの機能低下が起こります[160]。見事にファスティングはメタ炎症を体内で作り出しているのです。

21 プーファとメタ炎症

健康人にプーファ主体の脂質（イントラリピッド）を二十四時間点滴（0.4ml/min, 24時間⇒576ml/total）した実験では、遊離脂肪酸、インシュリン、血糖、アル

[図47] 健康人にプーファを点滴するとどうなるか Ⅱ

10% サフラワー油，10% 大豆油
◆ 健康人にプーファ主体の脂質（イントラリピッド）を点滴（1.5 ml/min for 4 h, 360ml/total）
（ただしこの実験では血糖をインシュリンを使用して正常値にキープした）

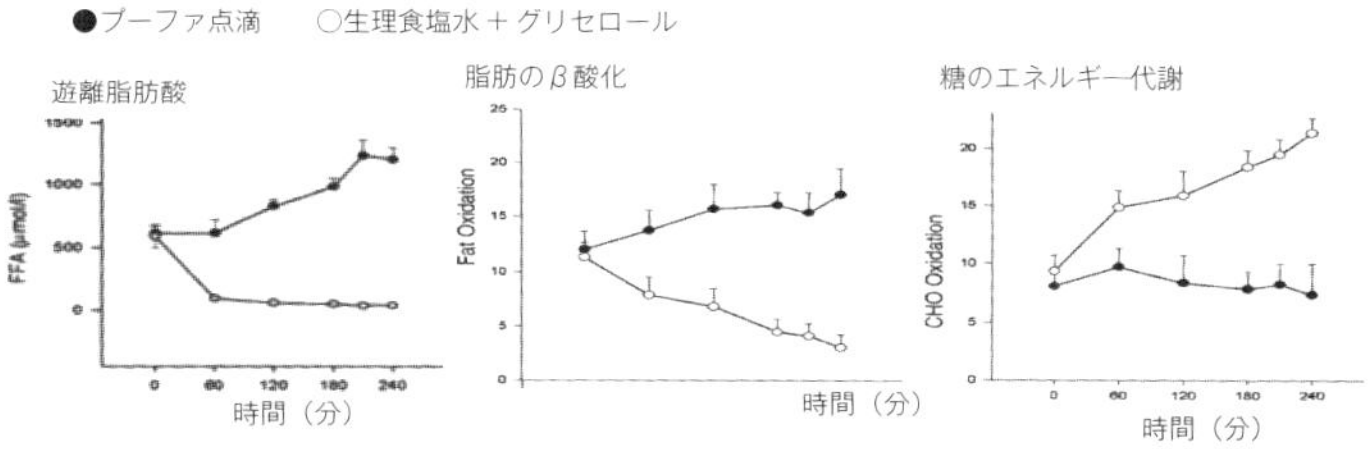

Diabetes. 2003 Feb;52(2):487-91

プーファが血液内に入ると、時間経過とともに遊離脂肪酸が増加、脂肪のエネルギー代謝が増加し、糖のエネルギー代謝が低下。これはランドル効果そのものを示している。

[図48] 健康人にプーファを点滴するとどうなるか Ⅲ

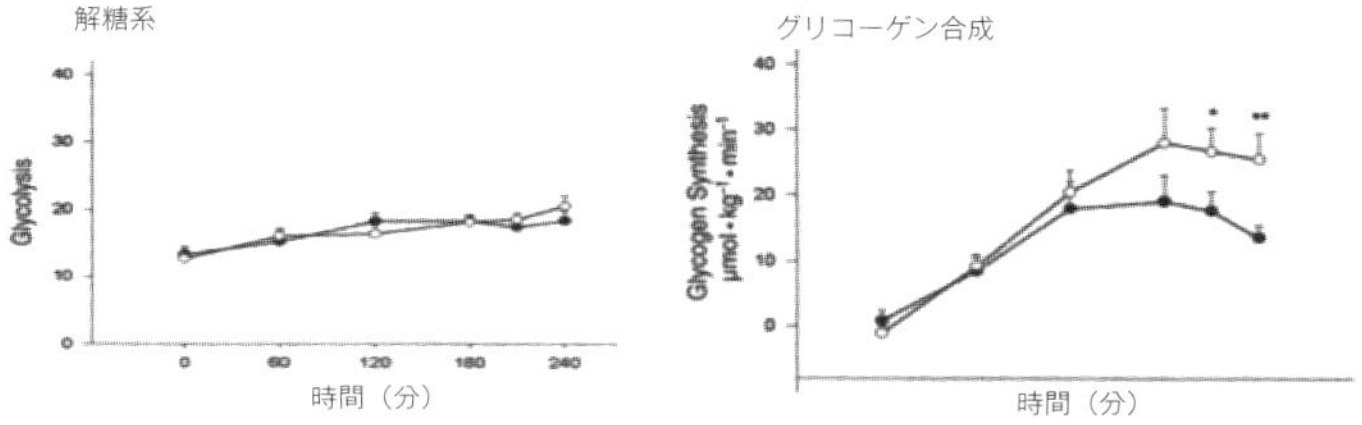

Diabetes. 2003 Feb;52(2):487-91

プーファを摂取すると解糖系の代謝は時間の経過に従って、対照群（生理食塩水＋グリセロール）と比較して、同じかやや低下。しかし、グルコーゲン（グライコジェン）の合成は低下していく。これは夜の低血糖状態にとって致命的である。

デヒドが同時に上昇します[161]。

健康人にプーファ（一〇％サフラワー油一〇％大豆油）の点滴を四時間行った実験では、遊離脂肪酸が上昇し、脂肪のエネルギー代謝が高まり、糖のエネルギー代謝が低下します[162]。シックネス・パターンの代謝へとスイッチするのです。

さらに糖の貯蔵体であるグリコーゲン（グライコジェン）合成も低下していきます。グリコーゲン（肝臓と腎臓内に蓄積）は、特に夜中の低血糖状態のときに、脳と赤血球に糖を補充する重要な役割をしています。

以上から、ファスティング、プーファの健康人静脈内投与のいずれも血液中の遊離脂肪酸を上昇（肥満の人が筋肉内に脂肪蓄積して炎症・インシュリン抵抗性を引き起こすレベル）させ、インシュリン抵抗性、アルデヒド発生、ミトコンドリア機能障害を起こすことが分かります。

高プーファ食（大豆油、ラード）では、エンドトキシンが増加することも明確になっています[163]。これは高プーファ食によって、リーキーガットが起こり、カイロミクロン（脂肪の吸収型）にエンドトキシンが組み入れられて、血液内に吸収されるからです。血液中のエンドトキシンの増加は、さらに免疫細胞（マクロファージなど）のアンテナ

（TLR4）を刺激して脂肪組織の炎症（メタ炎症）を加速させます。

高カロリーの高プーファ食および低カロリー（カロリーオフ）のファスティング、いずれでもメタ炎症は引き起こされます。

22 遊離脂肪酸（FFA）のまとめ

遊離脂肪酸についてまとめます。

血液中の遊離脂肪酸（特にプーファ）が高くなると、必ずインシュリン抵抗性、高血糖になります。血液中の遊離脂肪酸（特にプーファ）をアンチリポリシス剤（リポリシスをストップさせる物質）で半減させると、十二時間後には五〇パーセント糖のエネルギー代謝がアップ（インシュリン感受性が高まる）します。

また、血糖が高い状態、つまりエネルギー源として糖を利用できない状態では、プーファ、オレイン酸の方が飽和脂肪酸やトランス不飽和脂肪酸よりもエネルギー源とした場合にフリーラジカル産生が多いため、より還元ストレスに傾きます。

血液中にプーファが浮いている状態は、

①高脂肪食によって脂肪組織でのリポリシスが高まっている
②糖の利用がブロックされている（＝インシュリン抵抗性）
③全身の細胞で炎症が引き起こされている

というメタ炎症の定義そのものを起こしているのです。したがって、プーファが過剰になることがメタ炎症の直接の引き金になっているのです。

23 脂肪酸結合タンパク（FABPs: fatty acid-binding proteins）

炎症の場で仲介作用をする重要なタンパク質がここ二十年くらいで解明されています。その一つに脂肪酸結合タンパク質（FABPs: fatty acid-binding proteins）があります。これは、細胞内で主に長鎖脂肪酸（飽和・不飽和）およびプーファ（多価不飽和脂肪酸）の代謝産物であるエイコサノイドやロイコトリエン（leukotriene：ルーコトライイーン）と結合してシグナル伝達物質として作用します。主としてプーファ（多価不飽和脂肪酸）との結合で活性化します[164]。

炎症経路の仲介役（the arachidonic acid（AA）-cyclooxygenase（COX）2 signaling pathway,）をするため、脂肪酸結合タンパク質（FABPs）はメタボリック・シンドローム、ガン、神経変性疾患、アレルギー疾患あるいは自己免疫疾患と関係していることが報告されるようになりました[165]。

メタ炎症を引き起こす高プーファ食では、必ず脂肪酸結合タンパク質（FABPs）が上昇します[166]。

脂肪酸結合タンパク質（FABPs）が炎症を引き起こすのは、脂肪酸結合タンパク質（FABPs）‐脂肪酸の複合体が直接、炎症を引き起こすことや、リポリシスを通じて遊離脂肪酸やフリーの脂肪酸結合タンパク質（FABPs）が血液中に放出されることも関係しています[167]。脂肪酸結合タンパク質（FABPs）は、ホルモン感受性ライペースを活性化してリポリシスを促進させるからです[168]。

第3章
結果には必ず原因がある
—— 微生物とメタ炎症

1　腸内細菌フリーは高脂肪食でもメタボにならない！

無菌状態のマウスは脂肪の消化・吸収が抑えられるために、便に脂肪が排出されます[169]。その結果、腸内が無菌状態のマウスは高脂肪食を与えられても、血液中の遊離脂肪酸が低くキープできるためにメタ炎症が起きにくいのです。その他にラットの実験においても、抗生物質で腸内細菌を劇的に減少させると、小腸での脂肪の吸収が抑えられることが分かっています[170]。

無菌状態のマウスでは小腸粘膜細胞での脂肪の燃焼（β酸化）が盛んになっていることもあり、全身への脂肪への供給を減らしている効果も認められています[171]。つまり、全身に脂肪が吸収される前に、小腸粘膜細胞で脂肪を燃やしてしまうということです。

しかし、その無菌状態のマウスでも、高脂肪食を慢性的に継続して与えられると、小腸にバクテリアが住み着き、脂肪の吸収が高まることも同時に示されています。

このように、高脂肪食によって体質が変わると腸内細菌までが変化（腸内細菌が住み着く）して、脂肪の吸収が高まるのです。そうなるとメタ炎症が起きやすくなりさらに悪化していきます。

2　脂肪が体にまとわりつくと思考が鈍る？

高脂肪食で肥満になると思考、記憶や判断といった認知能力が低下することが分かっています[172]。脳にもゴミ掃除役の白血球（マクロファージ）が存在しています。この脳の掃除役をマイクログリア（microglia）といいます。脳の海馬という記憶に関わるとされる部分の神経細胞突起が、このマイクログリアによって食べられてしまうことが示されています。

高脂肪食では全身に慢性炎症を引き起こします。当初は、この全身の炎症が脳にも波及することでマイクログリアが過剰に活性化して、脳にも炎症を引き起こすと考えられていました。しかし、最近では、脳が他の臓器に先駆けて炎症を起こすことが示唆されています。高脂肪食を与えたラットでは、三日後に脳の視床下部（ホルモン・自律神経のセンター）に炎症・線維化が起こりましたが、その他の組織にはまだ炎症反応が認められなかったのです[173]。

その他、今までの研究では脳の視床下部（ホルモン・自律神経のセンター）ばかりでなく、前頭葉（思考の中枢）や他の重要な脳組織に炎症が起こることが報告されています[174]。

エンドトキシンによるメタ炎症によって脳にも炎症が波及し、脳に異常タンパク質が蓄積するパーキンソン病やアルツハイマー病を引き起こします[175]。口腔内バクテリアの暴露によってアルツハイマー病と同じ脳の炎症が起こることが報告されていますが[176]、これも口腔内バクテリアが血液中に入ってエンドトキシンやリポテイコ酸（いずれもバクテリアの細胞壁成分）などが、脳内で炎症を引き起こすからです。

3　高脂肪食と微生物感染は同じ！

微生物の感染によって、いわゆる自然免疫とよばれる白血球（マクロファージ、好中球など）にもリンパ球と同じく記憶が形成されます。これを「自然免疫の記憶（trained immunity）」といいます（『新・免疫革命』参照）。同じ微生物が再び現れたときに、迅速にマクロファージなどの白血球が処理すべきゴミと認識して掃除にかかります。

そして、マウスの実験では高脂肪食によっても微生物感染と同じく、一時的に炎症を引き起こすだけでなく、白血球が記憶をもつようになることが分かりました（詳しいメカニズムは、高脂肪食によって、マウスの骨髄中の白血球前駆細胞の遺伝子のスイッチが変わる）[177]。脂肪酸は白血球内のアンテナ（インフラマソーム）を刺激して炎症を引き起こすのです。ということは、次に高脂肪食が入った場合も同じように記憶をもった白血球系が活性化されるということです。過剰な免疫細胞の活性化は、炎症を引き起こします。

高脂肪食はインシュリン抵抗性などのメタ炎症を引き起こしますが、自然免疫の記憶による過剰な免疫細胞の活性化によってもメタ炎症を引き起こすことが明らかになったということです。

過去にもウサギの実験で、高脂肪食はエンドトキシンによる炎症を加速させることが示されていました[178]。ヒトの白血球でも、酸化したＬＤＬコレステロール（ＬＤＬ中のプーファが酸化してアルデヒドを含んだタンパク質）によって、活性化してマウスやラットと同じく免疫記憶を持つようになることが細胞実験で分かっています[179]。

私たちの体が、必要以上の脂肪をバクテリアなどの微生物と同じ〝ゴミ〟と認識しているという事実はみなさんにとっても驚きではないでしょうか。その認識は、『新・免疫革命』で詳述した各種のパターン認識受容体（PRRs）によってなされています。

4　高脂肪食とバクテリア

高脂肪食を与えると、まず小腸粘膜細胞や腸内バクテリアの脂肪の吸収が高まります[180]。特にプーファは、ペルオキシゾーム増殖因子活性化受容体（PPARs: Peroxisome proliferator-activated receptors）に結合して、食事中から吸収した脂肪の運搬効率を高めます[181]。この状態が継続すると、ランドル効果によって糖のエネルギー代謝から脂肪のエネルギー代謝へと変化します。この体内の代謝の変化によって腸内のバクテリアのバランスも変化するのです[182]。

たとえば、高脂肪食では腸粘膜細胞に接着・侵入する大腸菌（adherent-invasive Escherichia coli）が増加することが分かっています。この大腸菌の増殖によって腸内に炎症が起き、腸のバリア破壊によってリーキーガットを引き起こします[183]。

5　メタ炎症も感染症も同じストレス反応

高脂肪食を健康人が摂取すると、エンドトキシンやバクテリアに感染したときと同じように白血球（好中球）、各種の炎症反応（IL-6）や過酸化物質（ハイドロペロキサイド）が上昇します[184]。

そして、慢性の微生物感染症やメタ炎症あるいはファスティング（飢餓）では、同じようにⅡ型糖尿病の特徴である「インシュリン抵抗性」を引き起こします。慢性の微生物感染症やメタ炎症あるいはファスティング（飢餓）は、いずれもストレスとして認識されます。

それでは、なぜインシュリン抵抗性がストレス反応として起こるのでしょうか？

インシュリン抵抗性は、私たちの細胞内の糖の取り込みをブロックします。そして、その貴重な糖を脳・赤血球にシフトします。なぜなら、脳と赤血球は実質的には糖しかエネルギー源として利用できないからです。

つまり、インシュリン抵抗性は急性のストレスに適応する重要な生体防御反応なのです。問題は、その一時的な生体防御反応が慢性的にスイッチがオンになっていることです。このストレス反応の慢性化した状態があらゆる心身の慢性病を引き起こします。

糖尿病ではサイトメガロウイルスの感染率が高くなることが報告されています[185]。サイトメガロウイルスは全身で炎症をオンにする作用があります[186]。この微生物感染による慢性炎症が膵臓に起こることで、慢性化したインシュリン抵抗性、つまりⅡ型糖尿病を発症するとされています[187]。糖尿病はメタ炎症と微生物による炎症のどちらでも起こる慢性炎症なのです。

大変興味深いのは、私たちの体はファスティングも高脂肪食も同じ〝ストレス〟として反応していることです。そして、その反応は同時に感染症に対しても応用されているのです。この三つはいずれもインシュリン抵抗性を引き起こします。刺激は違えども、生体内の反応は同じ経路をたどるということを示しています。

この生命体のシステムを「蝶ネクタイ構造（bow-tie structure）」、あるいは「縮重構造（degeneracy）」と呼びます。たくさんの構造（パターン認識受容体）は同じ機能（経路）をたどります。この構造は、一つの構造が壊れても、他の構造がカバーしてくれるので機能が損なわれることがありません。本当によくできたシステムです。

[図49] ファスティング（飢餓）も高脂肪食も同じストレス反応

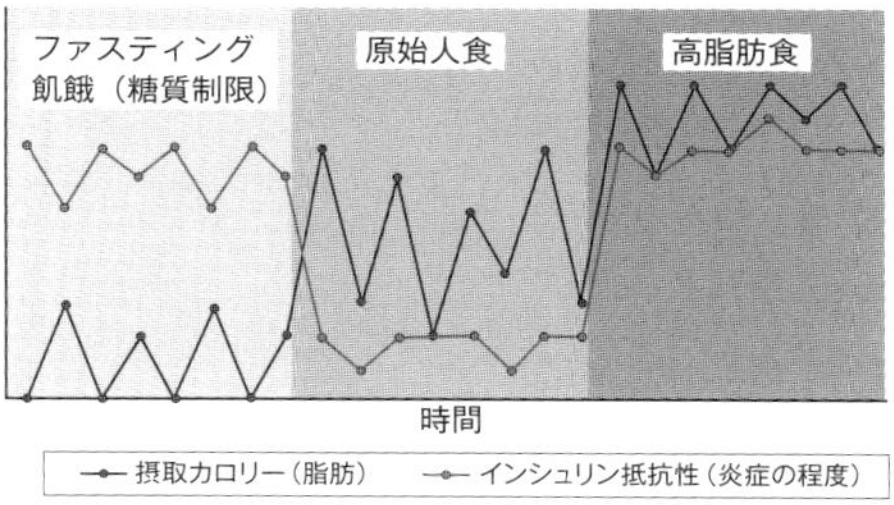

ファスティング（飢餓）や糖質制限では、摂取カロリーが低下するが、インシュリン抵抗性（糖尿病）となる。
高脂肪食は、摂取カロリーも上昇し、インシュリン抵抗性になる。ファスティング、糖質制限、高脂肪食はいずれもインシュリン抵抗性を引き起こすので、生体内で同じ"ストレス"と認識されている。
糖を中心とした原始人食では摂取カロリーと消費カロリーのバランスもとれ、かつインシュリン感受性が高まる。

[図50] メタ炎症も感染症も同じストレス反応

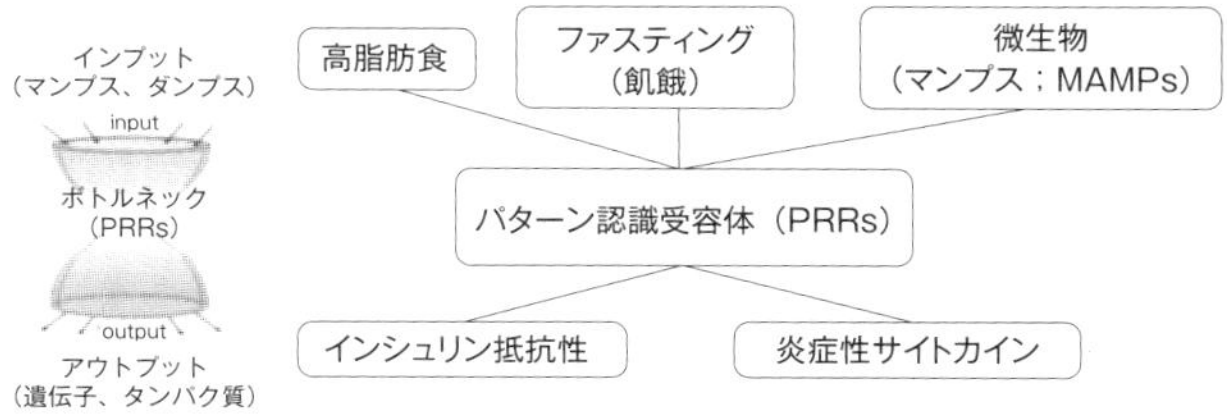

高脂肪食、ファスティング（飢餓）や微生物感染は、同じアンテナに作用して、同じストレス反応を引き起こす。この生命体のシステムを蝶ネクタイ構造あるいは縮重構造と呼ぶ。

6　血液内微小生命体――ソマチッドの正体

フランスの生物学者ガストン・ネサン（Gaston Naessens）によって提唱された、「ソマチッド」という言葉をご存知でしょうか？　血液の中に存在する微小生命体で、これがガン、AIDS、免疫病を引き起こしているのだという主張です。一九九〇年代初頭、光学顕微鏡（今では理科の実験でも使用しているもの）で生きた血液（血液をプレパラートに載せるだけ）を覗いて発見したといいます[188]。

この発見を基にしたのか定かではありませんが、一九六六年には『ミクロの決死圏』(Fantastic Voyage）というＳＦ映画が製作されて話題を呼びました。そして、この考え方は今でも代替療法家たちに強い影響を与えています。しかし、ネサンの主張したことは本当だったのでしょうか？

近年では電子顕微鏡や遺伝子解析技術の発達によって、当時よりも血液を精密に測定することが可能になっています。それらの研究を統合すると、ネサンの見えた血液中の微小生命外は、赤血球や他の細胞が放出する小胞（vesicle）やタンパク質の塊（凝集）

[図51] ソマチッドの正体は？（光学顕微鏡図）

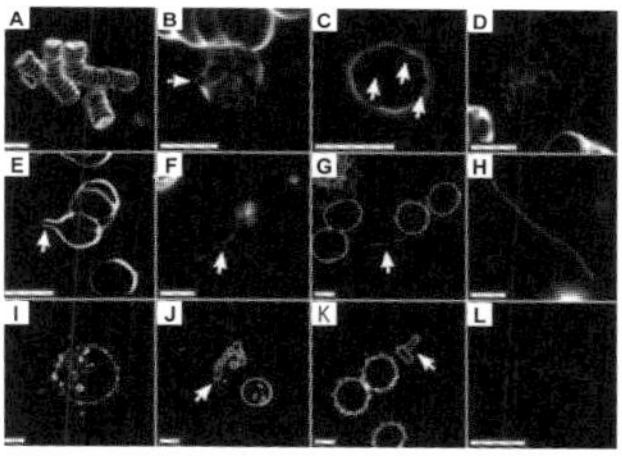

(A) 健康人の赤血球が連なっている（連銭赤血球）
(B) 赤血球から突起形成
(C) 赤血球内の微小粒子
(D) 赤血球内の線維様ゴミ（debris）
(E) 赤血球から刺・管様突起・形成
(F) 赤血球から膜様突起形成
(G)(H) 赤血球からバクテリア様物質の放出
(I) 赤血球内の微小小胞
(J) 赤血球からの連鎖球菌様物質
(K) 赤血球からのＬ型バクテリア様物質
(L) Ｌ型バクテリア様物質の分裂様図

Sci Rep. 2017; 7: 10650

[図52] ソマチッドの正体は？（電子顕微鏡図）

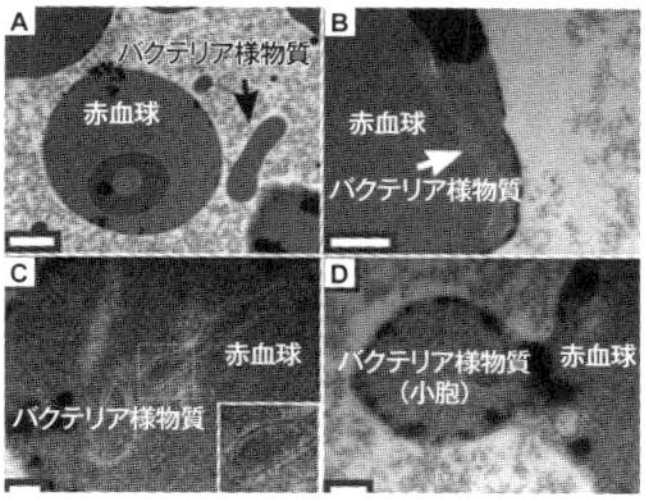

(A)(B)健康人の赤血球内外に存在するバクテリア様物質（電子顕微鏡）
(C)健康人の赤血球内に形成中のバクテリア様物質
(D)健康人の赤血球内から放出される小胞（バクテリア様物質）

Sci Rep. 2017; 7: 10650

赤血球から分泌される小胞などもソマチッドと誤認されていた。赤血球に限らず、全身の細胞から小胞、タンパク質や遺伝子が血液中でダイナミックに交通している。

であることが確認されています[189]。

赤血球に限らず、全身の細胞から小胞、タンパク質や遺伝子が血液中でダイナミックに交通しているのです。これらの物質は無生物ですが、タンパク質などは太陽光などの様々な条件で振動します。ネサンには、この振動が生命体に見えたのでしょう。

しかし、話はこれで終わりません。高脂肪食などでリーキーガットになると、小腸に共生しているバクテリアやエンドトキシンが血液内に入ります。しかし、健康な人でも血液内を調べると、血液一mℓ中に一、〇〇〇ものバクテリアが認められるのです。特に赤血球内に共生していますが、白血球内にも共生しています[190]。さらに言うなら、バクテリアは健康人のどの組織にも増殖もせずにひっそりと共生しています[191]。

それでは、なぜ今まで健康人の血液中にバクテリアがいることが分からなかったのでしょうか？

7　鉄の過剰がメタ炎症では致命的になる！〜輸血が危険な理由

血液培養などの検査では、採取したバクテリアは寒天培地などで培養します。そして増殖が認められたら、バクテリアが感染していると判断されています。しかし、寒天培地で空気にさらされたりすると逆に死滅していくバクテリアが多いことが分かったのです[192]。

通常の培養検査では検出されないからといって死滅しているわけではありません。これらのバクテリアは条件さえ整えれば活性化し、繁殖することができます。この状態を休眠状態（dormant）といいます。休眠状態のバクテリアは血液中や組織中に存在しても検出できませんが、死滅しているわけでありません。

むしろバクテリアなどの生命体にとって、休眠状態というのは初期設定のようなものです。ある増殖に適した環境になると、動きだすのです。それでは、休眠しているバクテリアが動きだす条件とは何でしょうか？

通常は血液を循環しているバクテリアは休眠状態にありますが、ここにフリーの鉄があると活性化し、エンドトキシン（LPS）やリポテイコ酸（LTA）を放出し始めます[193]。健康な人であれば、血液内にフリーの鉄はほとんど存在しません[194]。したがって、休眠状態のバクテリアが目覚めることもありません。

それでは、そのバクテリアを起動させる血液中のフリーの鉄はどこからくるのでしょうか？

フリーの鉄は、休眠しているバクテリアを活性化する以外にも、特にプーファァと反応して大量のアルデヒドという発ガン物質を作り出します。したがって、私たちは注意深く鉄を扱っています。常に鉄をフリーにしないように細胞内においてフェリチンというタンパク質が鉄を抱きかかえています。あるいは、フリーの鉄は細胞内でミトコンドリアのエネルギー代謝の中間産物であるクエン酸やアデノシン二リン酸（ADP）に結合しています[195]。しかし、炎症や外傷などがあって細胞が破裂（死滅）すると、フェリチンなどの鉄結合物質が血液中に漏れ出す結果、フリーの鉄が放出されます[196]。

今度はフリーになった鉄は前述したように、プーファァと反応して細胞を破壊するアルデヒドを大量に産生させますから、細胞が死滅します（アポトーシス、フェロトーシス、ネクローシスなど鉄による細胞死滅は様々な形態がある）[197]。そして、死滅した細胞からさらに血液中にフリーの鉄が放出されるという悪循環を招きます。

また、鉄を欲しいバクテリアは、炎症時にはシデロフォー（siderophore）という鉄タンパク質を産生します。フリーの鉄の奪い合い合戦が始まるのです。そして、このシデロフォーという鉄結合タンパク質そのものが炎症性物質を産生させて炎症を加速させ

[図53] 炎症による赤血球死滅 (eryptosis)

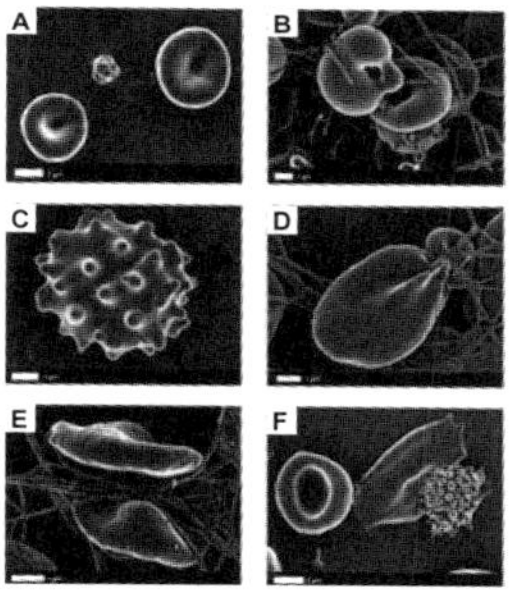

Biol Rev Camb Philos Soc. 2018 Aug; 93(3): 1518–1557

(A) 健康人の赤血球(円盤で真ん中が凹)
(B) 糖尿病
(C)(D) パーキンソン病
(E) 関節リウマチ
(F) 健康人の血液に炎症性物質(IL-8)を添加

慢性病では赤血球は炎症によって変形、死滅し、赤血球内の鉄が血液中に放出。その鉄がさらに休眠状態のバクテリアを活性化し、炎症が加速する。

ます[198]。

赤血球もグロビンというタンパク質で鉄(ヘム鉄)を結合させて鉄がフリーにならないようにしています。しかし、炎症時には赤血球も死滅(eryptosis)を起こし、赤血球内の鉄がフリーで血中に出ます[199]。

このような赤血球死滅(eryptosis)は、糖尿病、パーキンソン病、関節リウマチのような慢性病の特徴です[200]。実際に健康な人の血液に炎症性物質(インターロイキン8、IL-8)を加えると、慢性病と同じように赤血球は死滅します[201]。このような赤血球死滅による血液中へのフリー鉄の放出でも、休眠状態のバクテリアを活性化し、エンドトキシン(LPS)、リポテイコ酸(LTA)を放出させて、さらに炎症を加速させます。

ヘモクロマトーシス（hereditary haemochromatosis）や頻回輸血を受けるサラセミア（thalassaemias）などでは常に鉄過剰状態（血液中のフリーの鉄濃度が高い）ですので、非常に高い感染率を示します[202]。輸血を受けると免疫機能が低下することが知られていましたが[203]、これは鉄、休眠バクテリアやエンドトキシンなどの量が増えることが原因だったのです。

一度高脂肪食などでメタ炎症が起こると、フリーの鉄を得た休眠バクテリアが蘇り、さらにエンドトキシンなどの強い炎症性物質を放出して炎症が慢性化、劇症化していくのです。慢性病、老化の直接の原因は、プーファ、鉄、エンドトキシン（あるいはリポテイコ酸）と私がずっとお伝えしてきたとおりです[204]。

8 抗生物質を中止すると感染が再発する理由

現代医学では、バクテリア感染が疑われるととりあえず抗生物質が投与されます。私は臨床の現場で、抗生物質は短期間投与で体の回復を待つ方法をとっていました。抗生物質に耐性ができると感染をコントロールするのが難しくなるからです。

しかし、抗生物質を投与している間は何とか解熱しますが、抗生物質が切れるとまた発熱を繰り返すパターンをたくさん経験しました。そして、また同じ抗生物質を再開すると解熱するのです。

これは耐性菌が優位になっている状況とは考えにくいです。なぜなら、再開した同じ抗生物質で一定の効果が認められるからです。耐性菌であれば、同じ抗生物質で解熱することはありません。

このメカニズムが自分の中でも消化できないままでした。しかし、バクテリアが休眠戦略をとることから、抗生物質の投与に対してもこの戦略をとっているのではないかと考え始めました。

実際に、バクテリアが抗生物質に耐性を持たなくても生き延びるという、興味深い研究が発表されました[205]。バクテリアは抗生物質が入るとあるタンパク質（kinase HipA）を産生して、細胞の成長、増殖をストップします。つまり、バクテリアは抗生物質が入ってきたときに、一時的に休眠するという戦略をとることが分かったのです。そして、抗生物質の影響がなくなると再び休眠から覚めて活動を始めます。

抗生物質を止めると発熱する理由がこれでよく理解できました。バクテリアが休眠戦略をとることができることから、「抗生物質でバクテリアを叩く」という現代医学の発想はもう時代遅れになっていくでしょう。

9　私たちの遺伝子内で休眠するウイルス

——ヒト内因性レトロウイルス

私たちの体内で、休眠状態がある環境で動き出すのはバクテリアだけではありません。バーバラ・マックリントック（Barbara McClintock）は、トウモロコシの交配の研究で、いわゆるメンデルの法則（優性・劣性遺伝）に従わない遺伝形式があることに気づきました。

ストレスによってコーンの遺伝子が移動したことによって、様々な色のバリエーションをもつコーンができるのです。この実験結果は、メインストリームの「遺伝子決定論」に非常に都合が悪いため黙殺されました。しかし、その後の研究でコーンだけでなく、高等動物でさえもストレスによって遺伝子が動くことが証明され、モバイルＤＮＡ

（ジャンピング遺伝子、「トランスポウゾン（transposon）」と呼ぶ）の存在を認めないわけにはいかなくなりました[206]。

自分の遺伝子の一部（トランスポウゾン）は、全身に循環することで、遠隔臓器の組織の遺伝子に組み入れられて様々な機能を持つようになります[207]。この血液中を動き回る遺伝子（トランスポウゾン）の中でも重要なものがヒト内因性レトロウイルス（HERVs:Human endogenous retroviruses）です。ヒトＤＮＡの八パーセントを形成しています。

通常は休眠（転写されない＝タンパク質として発現しない）していますが、エストロゲン様物質、喫煙、炎症性サイトカインなどのストレスがかかると覚醒（転写（発現））し、実際にウイルス粒子となります[208]。

休眠状態の内因性レトロウイルスの発現はガンなどの病的状態で高まります[209]。内因性レトロウイルスの発現が高いほど予後も悪いことが報告されています[210]。ガンだけでなく、多発性硬化症、関節リウマチ、全身性エリテマトーデス（SLE）、自己免疫疾患発達障害、自閉症・統合失調症、エイズ脳症、多動症（ADHD）などでも内因性レトロウイルスが発現しています[211]。

筋委縮性側索硬化症（ALS）で亡くなったヒトの脳を調べると内因性レトロウイルスの濃度が高いことが分かっています。さらに、内因性レトロウイルスを発現させた遺伝子操作マウスは、三〜六か月で歩けなくなり（ALS症状）、十か月で半数死亡しました[212]。このことから、内因性レトロウイルスの再活性化は筋委縮性側索硬化症（ALS）の結果ではなく、原因であることが分かります。

このように、私たちの遺伝子の一部となっているウイルス（内因性ウイルス）も、ストレスがかかると休眠状態が目覚めて様々な影響を与えるのです。

10 脳卒中（脳塞栓）、心筋梗塞の真の原因

現代医学では、心臓に不整脈（心房細動）があると、心臓内で血液が乱流となり血栓ができる、その血栓の塊が脳の血管を詰まらせることで広範囲な脳梗塞ができる、としています。私は、「これは本当だろうか？」といつも疑っていました。治療は血栓を溶かすワーファリンのような抗凝固剤が対処的に使用されるだけです。しかし、ワーファリンは過剰にカルシウムを動脈に沈着させることで長期的には動脈硬化を促進させます。

したがって、この薬は私にとってはなるべく使用したくない薬剤でした。

さて、エンドトキシンやリポテイコ酸のようなバクテリアの産生した炎症性物質は、最終的に血液凝固作用をもたらします[213]。また炎症時には、エンドトキシンによって肝臓から血清アミロイドタンパク質（Serum amyloid A: SAA）が誘導されます[214]。血清アミロイドタンパク質自体がマクロファージなどの免疫細胞のアンテナを刺激したり、一酸化窒素（NO）などの炎症性物質の産生を高めたりすることで炎症を加速します[215]。さらに、この血清アミロイドタンパク質（SAA）も、エンドトキシンやリポテイコ酸と同じように強い血液凝固作用を持っています[216]。

したがって、脳塞栓のような血管が詰まる病態では、まずベースに炎症があります（高脂肪食や小腸細菌異常増殖症、リーキーガットなどによる）。それに血液中のフリーの鉄が休眠バクテリアを活性化することで、エンドトキシンや血清アミロイドタンパク質（SAA）が最終的に血栓を形成している可能性が高いと考えられています。決して、不整脈による心臓内での乱流による血栓が脳の血管を詰まらせたというような単純なメカニズムとは考えられません。

実際に、脳卒中では発症前には感染症が認められるのが普通です。この感染症に対して下手に抗生物質を投与すると、死滅したバクテリアからエンドトキシンやリポテイコ酸が放出されて血栓ができるため脳の血管が詰まるのです[217]。おそらく心筋梗塞、肺梗塞や静脈血栓などの、他の血管が詰まる状態もメタ炎症と休眠微生物の活性化が深く関与しているでしょう。

11 エンドトキシンは感染する？

病気の人（本人の自覚があるなしに関わらず）には特有の臭いがあります。拙著『「プーファ・フリー」であなたはよみがえる！』でも体臭について詳述しましたが、プーファの脂質過酸化反応によるアルデヒド類が揮発して悪臭を生み出します。体臭は健康のバロメーターといえます。

エンドトキシンでメタ炎症を引き起こした病気のマウスモデルを用いて、大変興味深い研究が報告されています[218]。このメタ炎症マウスはケトン体やフェロモン類の体臭を発していました。ケトン体が揮発しているということは、完全に脂肪のエネルギー代謝になっているという証拠です。なぜなら、ファスティング（飢餓状態）、低血糖などの極度のストレス時にケトン体の血液濃度が上昇するからです（糖欠乏のため脂肪、ケトン体がエネルギー源として使用される）。

このメタ炎症マウスと同じケージに健康マウスを入れました。そうすると、健康のマウスの体臭まで病気マウスと同じか、それよりもひどくなったといいます。ケージをパーティションしてこの二匹を分離し、パーティションの壁に細かい穴をあけて、病気のマウスの臭いが他方の健康マウスにも充満するようにします。この場合でも、病気のマウスと直接接触がなくても、健康マウスの体臭が同じようになったといいます。

これは、ケトン臭そのものがストレスとなって健康マウスに炎症を引き起こしたということを示しています。この研究では、臭いで病気になった健康マウスのエンドトキシンは調べられていませんが、エンドトキシンの濃度が高くなった可能性もあります。ストレスによってリーキーガットが引き起こされるからです。

そうすると、エンドトキシンが感染したことと同じになります。おそらくこの実験でマウスで起こったことはヒトでも同じでしょう。私たちは、このようなシックネス・パターンの人からなるべく距離をとって離れるしかありません。

第4章

メタ炎症による慢性病に対する根治療法

ガン、自己免疫疾患、アレルギー疾患、感染症、動脈硬化（血栓・塞栓症）などの慢性病には、このようにメタ炎症が大きな役割を果たしています。微生物、免疫（形態形成維持）およびメタ炎症のメカニズムから慢性病の根本治療を考えていきましょう。

1 〝原始人食〟にスイッチすると腸内バランスが変わる！

南米ベネズエラの熱帯雨林には、狩猟採集民族の集落が現存しています。ここに米国の都会の二人の子どもと五人の大人を、十六日間滞在させた臨床実験が報告されています[219]。

熱帯雨林の狩猟採集の集落での食事は、キャッサバというイモのような食べ物が主食で、トウモロコシ、各種のフルーツ（バナナ、ベリー、パイナップル）、魚、野生動物の肉、野生の鳥から採取した卵などでした。まさに〝原始人食〟です。魚も熱帯雨林ですから、プーファは少ないです（それよりも魚の油だけでなく、魚全体を食べています）。

現代食と比較すると何が一番違うでしょうか？　それは脂肪の量です。現代食は植物油脂などのプーファで高脂肪食となっています。

十六日後に採取した皮膚、口腔内、便などの検査では、なんと二人の子どものみにはバクテリアの多様性が増しましたが、大人ではほとんど変化がありませんでした。

この臨床研究は研究対象とした人数が少ないので、もっと人数を多くする（あるいは世界各国の人をテストする）と結果は違うかもしれません。しかし、この研究結果は、非常に示唆に富みます。

なぜなら、各種のプロバイオ、プレバイオと同じく、食事を変えても短期間では成人では腸内環境はほとんど変わらないという事実を突きつけたからです。それは、私たちの体の代謝が変わらない限りは、腸内環境も変化しないことを意味しているからです。腸内細菌ブームが言うように、「腸内環境を変えると健康状態が変化する」のではありません。健康状態、つまり代謝の変化によって、腸内環境も変化していくのです。

子ども（今回は四歳と七歳）がたった十六日間の〝原始人食〟で皮膚や腸内微生物の変化がみられたのは、それは代謝がこの期間で変化したからです（研究者はそこまで見えていない）。そうです、子どもは成人よりもプーファ、鉄、エストロゲンなどシックネス・サブスタンス（病気の場を作る物質）の蓄積量（すべて糖のエネルギー代謝をブロックする）が少ないのです。逆に言うと、成人でもこの蓄積量が少ない人は〝原始人食〟に短期間に反応するはずです。

私は《原始人食》（今回の研究に用いられた食事内容とは少し異なります）を提唱していますが、それは糖のエネルギー代謝が回る食事内容となっています。《原始人食》（崎谷式パレオダイエット）の最新版は拙著『病はリポリシスから』あるいはパレオ協会のＨＰをご参照いただければと思います。

2　リーキーガットをとめろ――アルコール、加工食品、医薬品に留意！

まずアルコールはリーキーガットを起こし、エンドトキシンによる全身の炎症を招来する代表選手です。アルコールは、小腸内細菌異常増殖（SIBO）や腸内バクテリアの多様性を低下させます[220]。

興味深いことに、アルコールによる腸内バランスの異常は長鎖飽和脂肪酸で改善されます。アルコールによる肝障害も改善します[221]。さらに抗生物質の投与によっても、アルコールによる腸内バランスの乱れや肝臓障害が改善されます[222]。これは、小腸内に異常増殖したバクテリアの量が抗生物質によって少なくなることによるエンドトキシン負荷の減少によります。

そして、アルコール（エタノール）は腸内に共生している乳酸菌、大腸菌、イーストなどからも産生されます。このような、アルコールを産生するバクテリアの過剰増殖によってもリーキーガットになるのです[223]。少なくとも、エンドトキシン、鉄、プーファ、エストロゲンといったシックネス・サブスタンス（病気の場を作る物質）が蓄積している成人、心身の調子が悪いあるいは慢性病をすでに患っている人は、アルコールの摂取は控えてください。

私たちの日常的に摂取する食品、特に加工食品にリーキーガットを引き起こす添加物が混入されていることに留意しましょう。食材を加工すればするほど、その過程でエンドトキシン（バクテリア）が混入します。エンドトキシンは食品加工過程の加熱にも耐性があります。つまり、加工食品はフレッシュな素材よりもむしろエンドトキシンが多く、リーキーガットを引き起こすのです[224]。

3　乳化剤の恐ろしさを自覚する

加工食品に必ずといって良いほど添加される「乳化剤」は、特に注意が必要です。乳化剤は洗剤でいうところの界面活性剤のことです。界面活性剤とは、水と油という互いに反発し合う液体を混ぜる役割をもつ物質です。したがって、普段は反発し合って溶け込まない物質を浸潤・浸透させてしまいます。乳化剤とは、食品に混入している界面活性剤を呼び直しているだけにすぎません。

食品に含まれる乳化剤の代表は、カルボキシルメチルセルロース、ポルソーベート80（Tween）などです。これらの物質を摂取すると、血液内エンドトキシンが増加して肥満、糖尿病（高血糖）、腸の炎症を加速（クローン病などの大腸炎）、発ガンなどを引き起こすことが分かっています[225]。ヒトの腸粘膜細胞実験でも同じように炎症を引き起こすことも報告されています[226]。

また、ラットおよびヒトの細胞を使った実験で、これらの乳化剤が腸粘膜の粘膜バリアおよび細胞間のバリアを破壊して、大腸菌やナノ粒子が血管内に速やかに移動することが報告されています[227]。

つまり、界面活性剤＝乳化剤は「リーキーガット」を引き起こすということです（『原始人食で病気は治る』参照）。その結果、バクテリアそのもの、あるいはエンドトキシンや大気汚染物質などの毒性物質が小腸から体内に侵入するということです。これがマンプス（MAMPs）、ダンプス（DAMPs）となって、マクロファージなどの免疫細胞を刺激して全身に炎症を引き起こすのです。

さらに、乳化剤は小腸での脂肪の吸収を高める作用があるため、結果的に高脂肪食となり、メタ炎症を起こします。

乳化剤は、ワクチンにもしっかりと含まれています。『新・免疫革命』でも詳述しましたが、組織を破壊して炎症を引き起こす必要があるからです。組織内にゴミを速やかに侵入させる役割を乳化剤は持っています。

医薬品には可塑剤、基剤、結合剤、コーティング剤や崩壊剤など、多くの目的で界面活性剤が使用されています。もちろん、医薬品中の乳化剤は、リーキーガットを起こして（腸粘膜バリアを破壊して）医薬品成分を血液内に速やかに吸収させることが最大の目的です。それだけに注意が必要です。

4 慢性炎症を引き起こす食品添加物・日常品に留意!

乳化剤の他にも留意すべき添加物がたくさんあります。その中でも、最近の糖質制限ブームでも推奨されているノンカロリーの甘味料、いわゆる人工甘味料ですが、これには要注意です。人工甘味料は十九世紀末にサッカリンが発見されてからの歴史を持ちます。人工甘味料を実際に飲料水に混入してマーケットに出したのが一九五〇~六〇年代です。もう六十年近く経過しています。

サッカリン(Saccharin)、サクラロース(Sucralose)、アスパラテーム(Aspartame)などは腸内環境にダメージを与えて、メタ炎症を引き起こします[228]。その結果、糖尿病などの慢性炎症疾患に発展します[229]。糖尿病治療のために提唱された糖質制限によってさらに糖尿病は悪化しますが、このような人工甘味料はそれをさらに加速するのです。

人工甘味料の安全性についても問題があります。人工甘味料の代表であるサクラロース(Splenda)についての貴重な実験結果が報告されました[230]。FDA(米国医薬食品局)の一日推奨量内のサクラロースを四十日投与した実験です。その結果は驚くべきものでした。サクラロースの代謝産物は、脂溶性の物質でした。つまり、脂肪組織に溶けこむため、長期に体に残存する物質です。

その脂溶性の分解産物は、サクラロースを中止した十一日後も尿中に排出されていました。またサクラロースそのものも、脂肪組織に残存していることが確認されたのです。これらの人工甘味料は体内で速やかに分解されるから安全だとされてきましたが、これがとんでもない嘘であることが発覚したということです。

次はクエン酸です。クエン酸は、酸味を出すため、あるいはpH（ペーハー）調整（防腐剤）などのために食品添加物として使用されています。このクエン酸もエンドトキシンの血液流入およびマクロファージの活性化を加速させて、メタ炎症を引き起こします[231]。

そもそもクエン酸は、糖のエネルギー代謝を止める作用（解糖系をブロックする）があるため単体での過剰摂取をお勧めしていません[232]。

最近、食品添加物の中でも頻用されている増粘剤《ぞうねんざい》も腸内環境のバランスを崩す（dysbiosis）代表的物質です。増粘剤は食品のとろみをつける目的に加え、乳化作用を持つために加工食品の大部分に使用されています。

この増粘剤には、海藻から抽出したカラギーナンやグアー豆から抽出したグアーガムなどの多糖類が用いられます。これらの多糖類は消化が難しく、容易に腸内微生物のエサになって、腸内微生物の過剰増殖を引き起こします。しかも乳化作用でリーキーガットも引き起こします[233]。また高脂肪食と同じく、マクロファージなどのアンテナ（TLR4）を刺激して炎症を加速させます[234]。その結果、メタ炎症、ガン、奇形（妊婦の摂取）を引き起こすのです[235]。

最後に、食品だけでなく医薬品にも添加されている白い着色料、二酸化チタンです。二酸化チタンは腸内および全身に炎症を引き起こすことが報告されています[236]。

チタンはいわゆる人体に必要とされている微量元素ではありません。人体の組織には通常含まれないレアーメタルです。この通常は人体に含まれないメタルが、なんと糖尿病の膵臓に沈着していることが報告されています[237]。この論文では着色料（酸化チタン）と糖尿病発生の関係を示唆しています。

酸化チタンは今では食品、医薬品の他にも化粧品、塗料、プラスチック、紙、歯磨き粉などに広く使用されています。ちなみに、五十年以上前には白色の着色料で何が使われていたかご存知でしょうか？　意外や意外、鉛だったのです。鉛の毒性が明らかになり、白色の着色料は酸化チタンにスイッチした経緯があります。おそらく将来、酸化チタンの毒性が明らかになって、またこっそりと新しい着色料が使用されるのでしょう。不自然な着色料にはくれぐれもご留意ください。

5 腸内バランスを崩すライフスタイルに留意する

高脂肪食（プーファ食）や食品加工で使用される様々な物質に加えて、私たちの心身にストレスを与えて、腸内バランスを崩すものがその他にもたくさんあります。

まずはエストロゲン様物質です。アルコール、タバコの煙、排気ガス（ダイオキシンを含む多環式芳香族炭化水素、ＰＡＨ）、フタル酸、パラベン、トリクロサンなどはエストロゲン作用を持ちます。これらの物質への暴露でメタ炎症が引き起こされ、腸内バランスが崩れる（dysbiosis）ことが分かっています[238]。

大気汚染もグローバルな問題になってきました。二〇一八年には、大気汚染によって世界的に糖尿病が急増していることに警告が発せられました[239]。

大気汚染の原因物質としてはオゾンやＰＭ2.5がよく研究されています。これらの物質は、炎症ゴミ（ダンプス）となってマクロファージのアンテナ（TLR）に作用して全身に炎症を加速します[240]。それによって、体内のプーファの酸化が進み、オメガ３の過酸化脂質であるＭＤＡやオメガ６の過酸化脂質である８－アイソプラストンなどの血液濃度が高くなります[241]。最終的に脂肪蓄積、インシュリン抵抗性などのメタ炎症のサインが現れます[242]。

そしてライフスタイルです。過量のアルコール摂取の他にも、運動不足や睡眠不足（昼夜逆転）なども私たちの心身にストレスを与え、腸内環境も変化させます[243]。食事、運動は睡眠とリンクしています。

こうした私たちの糖のエネルギー代謝に及ぼす様々な影響は加算され、複合的にダメージを及ぼします（それは人間の脳では予想できません）[244]。

まずは、ご自分の食事内容と運動を再度見直してください。

６　バクテリアの血液侵入ルートに留意する――歯磨きや脱水に注意

メタ炎症では、腸内のバクテリアあるいはその成分であるエンドトキシンやリポテイコ酸が血液内に流入することで全身に炎症を起こします。したがって、腸は、微生物が血液内に流入するメインルートです。そして、腸の他にも、これらのバクテリアやその成分が血液内に流入するルートがあります。

まずは口腔内です。歯周炎を起こすと、必ずバクテリアやその成分が血液内に流入します[245]。歯周炎と関節リウマチに代表される自己免疫疾患あるいは動脈硬化などの深い関係は、このようなメタ炎症と同じメカニズムで起こっているのです[246]。

歯ブラシで不用意に強くブラッシングすると、出血することがありますが、このときにもバクテリアなどが血液内に流入します[247]。したがって、歯は常に愛護的にクリーンアップしてあげないといけません。今（二〇一八年）はまだ保険が効きますので、近くの歯科医でしっかり歯のブラッシングを歯科衛生士さんに指導してもらってください。可能ならば、定期的に歯のチェックを行ってもらうことをお勧めします。

その次に、バクテリアが血液内に流入するルートとして重要なのは肺・気管支および尿路系です。肺・呼吸器系に関しては、タバコの煙や大気汚染が炎症を引き起こし、バクテリアの血液内流入を容易にします[248]。したがって、タバコの副流煙や大気汚染には留意してください。すでに大気汚染が炎症を引き起こすことは前述しましたが、これが、糖尿病、心筋梗塞などの慢性病の原因となっているというデータは、近年かなり集積しています[249]。

尿路系に関しても血液内へのバクテリアの流入があります[250]。特に女性は男性の三・五倍も尿路感染症になりやすいです[251]。排尿を我慢したり、あるいは脱水傾向になるとバクテリアが尿路で繁殖しやすくなるので留意してください。

7 炎症の場では脂肪の過剰摂取を避ける

以上のように、プーファはもちろんのこと、飽和脂肪酸（中鎖脂肪酸）でさえ過剰摂取すると、ランドル効果によって慢性病の元凶ともいえる脂肪のエネルギー代謝になります。糖のエネルギー代謝が回っていない（＝甲状腺機能低下）と制御不能の炎症を引き起こします。

したがって、炎症の場では炎症をオンにするプーファはもちろんのこと、脂肪（飽和＆不飽和）は過剰に摂取すべきではありません。すでに炎症を起こしている部位には、脂肪の過剰摂取はそれに輪をかけることになるのです。確実に症状を悪化させます。

これには私も実体験があります。オメガ3の長期におよぶ摂取によって四肢のアトピー性皮膚炎を経験しました。痒いときに飽和脂肪酸であるバターやココナッツオイルを過剰摂取（患部にも塗布した）すると、必ず痒みが倍増したのです。

これは、バターに豊富に含まれている短鎖脂肪酸、ココナッツオイルに豊富に含まれている中鎖脂肪酸がエネルギー源となって、糖のエネルギー代謝を低下させるからです。脂肪がエネルギー源になると、必ずミトコンドリアで過剰な活性酸素・窒素種を発生させます。最終的には甲状腺機能が低下して病的な炎症という現象をコントロールできなくなります。このときに脂肪による炎症（メタ炎症という）を実体験できたのでした。高脂肪食になるケトン食や糖質制限食は、症状の極期のときには同じ炎症を加速する効果をもたらします。

プーファ・フリーは大前提ですが、もう一歩踏み込んで、炎症の極期には飽和脂肪酸（短鎖・中鎖を含めた脂肪）を過剰摂取しないこと。徐々に飽和脂肪酸量を増やしていく方法が、辛い症状をコントロールする上でもベストです。

形態形成維持には生命場のゴミ掃除（炎症を引き起こさない）が基本です。糖のエネルギー代謝が完全ではない段階では、飽和脂肪酸であっても過剰摂取しないことが生命場を整えることに役立ちます。

8　腸内のバクテリアの増殖を抑える

炎症症状が落ち着いてきたら、ココナッツオイルなどの飽和脂肪酸の摂取量を増やしていきましょう。ココナッツオイルは、摂取すると、腸内においてメタンガスや硫化水素を出すようなバクテリアや病原性バクテリアの過剰増殖を防ぎます[252]。

その他にも腸内バクテリアのエサにならない食物繊維が有効です。バクテリアがエサにできないセルロースを豊富に含むタケノコ、生ニンジン、キノコ類などです[253]。

これらのセルロースを含む食材は、小腸でのバクテリアの過剰増殖（小腸細菌異常増殖症：SIBO）を抑えることで、エンドトキシンなどの炎症ゴミの体内への流入を防ぎ、インシュリン感受性を高めたり、脂肪蓄積を防いだりします。私が常食している野菜は、小腸内のバクテリアの増殖を抑えてくれる前述の三つです。他の野菜は日常的には摂取していません。

以上がメタ炎症による慢性病に対する根本原因からのアプローチです。一時的に炎症を抑え込むというような対処療法ではありません。これらのアプローチを地道に実行することが、あなたの今後のすべてを決めてしまうと言ってもいいほどのインパクトのあるものです。なぜなら、メタ炎症は私たちの生命線である「糖のエネルギー代謝」を根絶やしにするものだからです。

9 抗エンドトキシン物質を使う

エンドトキシンやリポテイコ酸などのバクテリア成分が血液内に流入することでメタ炎症が引き起こされます。このエンドトキシンの発生の抑制は、一にも二にも前述したように、腸内（特に小腸内）バクテリアの増殖を抑えることでした。

それでは、すでに発生したエンドトキシンに対応する方法はないのでしょうか？

エンドトキシンによって引き起こされる炎症に対して有効なビタミンがあります。この中には、ダイレクトにエンドトキシンの白血球のアンテナをブロックするものもあれば、エンドトキシンによる一酸化窒素（NO）や炎症性サイトカインを抑制するものもあります。

水溶性ビタミンでは、ビタミンB_2[254]、ナイアシノマイド（ビタミンB_3。ナイアシンとは違うので留意）[255]です。そして脂溶性ビタミンでは、ビタミンA[256]、ビタミンD[257]です。ビタミンは決してサプリメントというものではなく、真の原因にアプローチできる根本治癒物質になり得るのです。

10　鉄の過剰摂取を防ぐ方法

血液や細胞内外のフリーの鉄が増加する原因として、①鉄の過剰摂取と②メタ炎症などの炎症、感染症が挙げられます。その結果、私たちの体の中で起こる大きな問題として、

①フェントン反応による最終的なプーファの酸化からアルデヒドを形成（メタ炎症、自己免疫反応、動脈硬化、発ガンなどあらゆることが起こる）

②体内のバクテリア（休眠バクテリアを含む）を活性化し、エンドトキシンやリポテイコ酸を放出させる（メタ炎症）

があります。さらには、赤血球に格納されているヘム鉄も炎症下では、強力な炎症性

物質で発ガン物質にもなる一酸化窒素（NO）を放出させます[258]。ヘム鉄自体もストレス下ではストレス酵素である熱ショックタンパク質（ヘムオキシゲネース）によってフリーの鉄になります。このときには猛毒の一酸化炭素（CO）も放出されます。

これらが複合的に作用してガンの場（cancer field）や病気の場（sickness field）を作り上げます。したがって、鉄はフリーにならないようにフェリチンなどのタンパク質でホールドされているのです。女性の生理は余分な鉄を放出する重要な戦略でもあります。献血をすると健康状態が良くなる（脳卒中、心臓血管疾患が低下）のも鉄の排出ができるからです[259]。「瀉血療法《しゃけつりょうほう》」という血を抜く治療が十九世紀までのメインの治療法であり、二〇〇〇年の歴史をもつのもうなずけます。

牛肉、豚肉、鶏肉に含まれる全体の鉄の量は一二～一四mg／一〇〇gで大差はありません[260]。鉄含有量は臓器別では脾臓に最も多いのですが、脾臓は一般的に提供されていません。私たちが日常的に摂取できる中ではやはりレバー（肝臓）は鉄含有量が最も多い臓器です。鶏のレバーは八mg／一〇〇g[261]、牛のレバーで六mg／一〇〇g[262]も含まれます。それ以外に鉄含有量の多い食材は牡蠣（オイスター）とダークチョコレートです（レバーの一・五倍量）。

これらの食材よりも一桁多い鉄含有量の食品があります。それは、鉄強化（硫酸第一鉄添加）のシリアル類です[263]。ビタミンCは小腸からの鉄の吸収を著しく高めます[264]。ビタミンCのサプリを朝食と一緒に摂取すると二倍の鉄の吸収率になります。朝食と夕食のいずれもビタミンCのサプリを一緒に摂取すると、鉄の吸収率は三倍以上に跳ね上がるので要注意です。

鉄剤や鉄のサプリメントは、クエン酸やフマル酸といったミトコンドリアのTCA回路の産物と還元鉄（Fe^{2+}）を結合させたもの（エン酸第一鉄、フマル酸第一鉄）や、硫酸鉄（硫酸第一鉄 ferrous sulfate）が一般的です。これらの鉄物質は、フリー鉄でなくてもプーファの脂質過酸化反応を開始してしまいます[265]。

ラットの実験では高脂肪食（総カロリーの58％、飽和脂肪酸／不飽和脂肪酸＝30.4/5.3g/100g）では、すでに鉄が肝臓に過剰蓄積しているにもかかわらず、さらに肝臓への鉄の取り込みをアップさせダメージを拡大させます[266]。

つまり、高プーファ食、レバー（あるいは鉄剤）とビタミンCサプリの組み合わせは、激しいメタ炎症を引き起こすのです。オレンジジュースもビタミンCが豊富なので鉄の吸収を高めるはずですが、高プーファ食と一緒に摂取すると、むしろエンドトキシンの害を軽減することが報告されています[267]。オレンジジュースに含まれるポリフェノールは小腸からの鉄の吸収を防ぐからです[268]。さらには、オレンジジュースに含まれる果糖、ブドウ糖は鉄による炎症を抑える最重要物質です。

メタ炎症の観点から、肉類を食べるときは過剰な鉄吸収を防ぐためにも、コーヒーやお茶などのポリフェノールを含むものを食後に摂取しましょう[269]。レバーは週に一回程度にし、鉄強化の加工食品は絶対摂取しないことが大切です。

最後に、料理は鉄鍋を使用しないことです。中華料理のお店では大きい鉄鍋に大量のプーファをしいて調理します。これがどういったことを引き起こすのかを、メタ炎症の観点から再度考え直してみてください。

Apr 25:1-6 ④Part Fibre Toxicol. 2018 Aug 10;15 (1):34 ⑤Sci Total Environ. 2018 Nov 1;640-641:997-1003. ⑥Chemosphere. 2017 Jan;167:444-453 ⑦J Appl Toxicol. 2017 Oct;37 (10):1203-1218
[250] Nat Rev Microbiol. 2015 May;13 (5):269-8
[251] ①FEMS Microbiol Rev. 2012 May;36 (3):616-48 ②Exp Biol Med (Maywood). 2017 Feb;242 (4):355-373
[252] ①Can J Anim Sci. 1999;79 (1):65–72 ②Livest Sci. 2010;127 (1):38–44 ③Appl Environ Microbiol. 1992 Feb; 58 (2):624-9
[253] ①Sci Rep. 2016 Sep 7;6:32953 ②Nutrition. 2009 Jul-Aug;25 (7-8):723-8 ③J Appl Bacteriol. 1994 Feb;76 (2):135-41 ④Journal of Functional Foods Volume 45, June 2018, Pages 223-232 ⑤Am J Clin Nutr. 1979 Sep;32 (9):1889-92
[254] ①Eur J Pharmacol. 2004 Jun 16;493 (1-3):177-82 ②Infect Immun. 2004 Mar;72 (3):1820-3 ③J Vet Med Sci. 1995 Aug;57 (4):599-602
[255] ①Proc Natl Acad Sci U S A. 2016 Nov 22;113 (47):13450-13455 ② Front Med (Lausanne). 2016 Nov 29;3:60 ③J Cardiovasc Pharmacol. 2007 Sep;50 (3):333-42
[256] Inflammation. 2013 Apr;36 (2):426-33
[257] ①Eur J Immunol. 2006 Feb;36 (2):361-70 ②Int J Clin Exp Med. 2015 Oct 15;8 (10):18041-9 ③Hepatology. 2012 Apr; 55 (4):1103-11
[258] ①J Biol Chem. 1995 Aug 25;270 (34):19943-8 ②J Am Chem Soc. 2004 Apr 21;126 (15):4780-1 ③J Am Chem Soc. 2005 May 4;127 (17):6216-24
[259] ①JAMA. 2007;297 (6):639-641. ②Am J Epidemiol 1998;148:445-51
[260] Nutrients. 2014 Feb; 6 (2): 682–696
[261] Korean J Food Sci Anim Resour. 2015; 35 (2): 179–188
[262] Biol Trace Elem Res. 2009 Dec;132 (1-3):103-11
[263] USDA National Nutrient Database for Standard Reference, Release 26
[264] Am J Clin Nutr. 1977 Feb;30 (2):235-41
[265] ①Arch Biochem Biophys. 1986 May 1;246 (2):501-14 ②An Acad Bras Cienc. 2006 Sep;78 (3):505-14
[266] ①PLoS One. 2015; 10 (2): e0116855 ②PLoS One. 2013 Jun 21;8 (6):e66570 ③Minerva Endocrinol. 2017 Jun;42 (2):173-183
[267] Am J Clin Nutr. 2010 Apr; 91 (4): 940–949
[268] J Food Sci. 2011 Jun; 76 (5): H143–H150
[269] ①Crit Rev Food Sci Nutr. 2000 Sep;40 (5):371-98 ②Arch Intern Med. 2007 Jan 22;167 (2):204-5 ③Arch Intern Med. 2005 Nov 14;165 (20):2433-4 ④Eur J Clin Nutr. 1989 Aug;43 (8):547-57

[235] ①Diabetologia. 2012 Jan;55 (1):194-203 ②J Diabetes Res. 2015;2015:513429 ③J Biol Chem. 2015 Apr 24; 290 (17):10764-74 ④Pathol Biol (Paris). 1979 Dec;27 (10):615-26 ⑤Environ Health Perspect. 2001 October; 109 (10): 983–994 ⑥Food Chem Toxicol. 1990 Dec;28 (12):807-11 ⑦Gut. 1971 Feb;12 (2):164-71 ⑧Int J Exp Pathol. 1992 Aug;73 (4):515-26 ⑨J Natl Cancer Inst. 1977 Apr;58 (4):1171-2 ⑩Biomedicine. 1975 Sep;22 (5):387-92 ⑪Agents Actions. 1981 May;11 (3):265-73 ⑫Biomedicine. 1978 May-Jun;28 (3):148-52 ⑬Cancer Lett. 1978 Mar;4 (3):171-6 ⑭Am J Pathol. 1971 Aug;64 (2):387-404 ⑮Toxicol Lett. 1981 Jun-Jul;8 (4-5):207-12 ⑯Clin Med Rev Case Rep 2015, 2:8 ⑰Am J Physiol Gastrointest Liver Physiol. 2007 Mar;292 (3):G829-38 ⑱Teratology. 1981 Apr;23 (2):273-8
[236] ①Sci Rep. 2017 Jan 20;7:40373 ②Biomaterials. 2015 Jul;57:33-40 ③Toxicol Lett. 2004 Apr 1; 149 (1-3):243-53 ④Proc Nutr Soc. 2002 Feb; 61 (1):123-30 ⑤J Crohns Colitis. 2011 Aug; 5 (4):279-86 ⑥Toxicology. 2013 Apr 5; 0: 1–8 ⑦Am J Physiol Lung Cell Mol Physiol. 2013 Feb 1; 304 (3): L152–L161
[237] Chemical Research in Toxicology, 2018; 31 (6): 506
[238] ①Sci Rep. 2017;7:42906 ②Microbiome. 2016;4 (1):26 ③J Ayub Med Coll Abbottabad. 2017;29 (1):3–7)
[239] The Lancet Planetary Health, June 29, 2018
[240] ①J Diabetes Investig. 2017 Sep; 8 (5): 687–696 ②Sci Rep. 2017; 7: 9144 ③J Am Heart Assoc. 2018 May 30;7 (11)
[241] FASEB J. 2016 Jun;30 (6):2115-22
[242] ①Am J Transl Res. 2013;5 (2):224-34 ②Diabetologia. 2013 Aug;56 (8):1696-704
[243] ①PLoS Pathog. 2017;13 (6):e1006426 ②Oxidative Med Cell Longev. 2017;2017:3831972 ③Int Rev Neurobiol. 2016;131:207–225
[244] ①Allergy Clin Immunol. 2017;140 (1):24–40 ②PLoS One. 2014;9 (5):e96580 ③Sci Rep. 2016;6:32965
[245] Annu Rev Public Health. 2014;35:65-82
[246] ①Nat Rev Rheumatol. 2017 Oct;13 (10):606-620 ②Sci Transl Med. 2016 Dec 14;8 (369):369ra176 ③Cardiol J. 2018;25 (3):386-392 ④Anaerobe. 2017 Apr;44:66-72
[247] ①Archives of Pediatric Infectious Diseases (2017) 5, e41067 ②Br Dent J. 2016 Nov 18;221 (10):657-666 ③Proc Natl Acad Sci U S A. 2011 Mar 15;108 Suppl 1:4592-8
[248] ①Am J Physiol Lung Cell Mol Physiol. 2015 Sep 15;309 (6):L605-13 ②Am J Respir Cell Mol Biol. 2011 Feb;44 (2):197-204
[249] ①Biochim Biophys Acta. 2016 Dec;1860 (12):2863-8 ②Biochim Biophys Acta. 2016 Dec;1860 (12):2835-43 ③Gynecol Endocrinol. 2017

1997 Apr;40（4）:627-38 ③Rev Med Virol. 2009 Sep;19（5）:273-86 ④PLoS One. 2012;7（11）:e48831 ⑤APMIS. 2016 Jan-Feb;124（1-2）:116-26 ⑥World J Biol Psychiatry. 2014 Aug;15（6）:499-504
[212] Sci Transl Med. 2015 Sep 30;7（307）:307ra153
[213] J R Soc Interface. 2016 Sep;13（122）. pii: 20160539
[214] FEBS Lett. 2004 Jul 2;569（1-3）:235-9
[215] ①Crit Rev Immunol. 2012;32（4）:335-48 ②Int J Mol Sci. 2015 May 15;16（5）:11101-24
[216] ①Int J Mol Sci. 2015 May 15;16（5）:11101-24 ②Clin Rheumatol. 2014 Aug;33（8）:1165-7）
[217] J Neuroimmunol. 2016 Jun 15;295-296:68-74
[218] Scientific Reports. 2018; 8（1）

第4章

[219] mSphere. 2018; 3（4）
[220] Hepatology. 2015 Mar; 61（3）:883-94
[221] Gastroenterology. 2015 Jan;148（1）:203-214.e16
[222] ①Hepatology. 2011 Jan; 53（1）:96-105 ②Am J Physiol Gastrointest Liver Physiol. 2012 May 1;302（9）:G966-78 ③Dig Dis Sci. 1996 Mar;41（3）:552-6 ④Gastroenterology. 1995 Jan;108（1）:218-24
[223] ①Front Microbiol. 2016 Jan 29;7:47 ②PLoS One. 2013 Sep 24;8（9）:e66934
[224] ①Food Chem Toxicol. 2011 Jun;49（6）:1464-7 ②Br. J. Nutr. 2011, 105, 15–23
[225] ①Lipids Health Dis. 2017 May 25;16（1）:97 ②Nature. 2015 Mar 5;519（7541）:92-6 ③Cancer Res. 2017 Jan 1;77（1）:27-40 ④Gut. 2010 Oct; 59（10）:1331-9. ⑤SOJ Microbiol Infect Dis. 2016; 4（1）: 10.15226/sojmid/4/1/00148
[226] Gut. 2017 Aug;66（8）:1414-1427
[227] Sci Rep. 2018; 8: 10008
[228] ①J Toxicol Environ Health A. 2008;71（21）:1415-29 ②Nature. 2014 Oct 9;514（7521）:181-6 ③PLoS One（2014）9:e109841 ④Front Physiol. 2017 Jul 24;8:487
[229] ①Nature. 2012 Oct 4; 490（7418）:55-60 ②Nature. 2013 Jun 6; 498（7452）:99-103
[230] Journal of Toxicology and Environmental Health, Part A, 2018; 1
[231] ①Clin Exp Immunol. 2015 Jun;180（3）:520-30 ②Br J Nutr. 2016 Mar 28;115（6）:967-73
[232] PLoS One. 2010 Nov 23;5（11）:e15447
[233] Food Chem Toxicol. 1987 Feb;25（2）:113-8
[234] J Clin Invest. 2006 Nov; 116（11）:3015-25

[189] Sci Rep. 2017; 7: 10650
[190] ①FEMS Microbiol Rev. 2015 Jul;39 (4):567-91 ②Nat Rev Microbiol. 2015 Sep;13 (9):589-98 ③Microbes Infect. 2015 Mar;17 (3):173-83
[191] ①Annu Rev Pathol. 2017 Jan 24;12:217-244 ②Discov Med. 2017 Jan;23 (124):51-60
[192] ①Antonie Van Leeuwenhoek. 1998 Feb;73 (2):169-87 ②FEMS Microbiol Rev. 1993 Apr;10 (3-4):271-85
[193] ①Integr Biol (Camb). 2015 Nov;7 (11):1339-77 ②Biol Rev Camb Philos Soc. 2018 Aug; 93 (3): 1518–1557
[194] ①Science. 2014 Dec 12;346 (6215):1299-300 ②Metallomics. 2015 Jun;7 (6):935-42
[195] ①An Acad Bras Cienc. 2006 Sep;78 (3):505-14 ②Arch Biochem Biophys. 1986 May 1;246 (2):501-14
[196] ①Anal Chem. 2013 Sep 3;85 (17):8334-40 ②Clin Biochem. 2002 Oct;35 (7):523-9
[197] ①Biochem Biophys Res Commun. 2016 Jun 3;474 (3):572-578 ②J Cell Mol Med. 2017 Apr;21 (4):648-657 ③Chembiochem. 2015 Dec;16 (18):2557-61
[198] MBio. 2016 Sep 13;7 (5). pii: e01397-16
[199] ①J Cell Mol Med. 2016 Apr;20 (4):710-20 ②MBio. 2016 Sep 13;7 (5). pii: e01397-16
[200] ①Cardiovasc Diabetol. 2015 Mar 8;14:30 ②Aging (Albany NY). 2014 Oct;6 (10):788-819 ③Biochim Biophys Acta. 2017 Dec;1859 (12):2381-2391
[201] Sci Rep. 2016 Aug 26;6:32188
[202] ①Biochim Biophys Acta. 2009 Jul;1790 (7):600-5 ②J Clin Gastroenterol. 2009 Oct;43 (9):890-3
[203] ①Acta Anaesthesiol Scand Suppl. 1988;89:26-34 ②Immunol Invest. 1995 Jan-Feb;24 (1-2):277-88
[204] ①Anesthesiology. 2017 Jul;127 (1):121-135 ②J Gerontol A Biol Sci Med Sci. 1999 Jul;54 (7):M357-64 ③J Gerontol A Biol Sci Med Sci. 2006 Jun;61 (6):575-84
[205] Science Signaling. 2018; 11 (547): eaat5750
[206] Annu Rev Genet. 2012; 46: 651–675
[207] Gene 1997 Dec 31;205 (1-2):177-82
[208] ①Sci Transl Med. 2015 Sep 30;7 (307):307ra153 ②Mob Genet Elements. 2012 Jan 1; 2 (1):36-45 ③J Gen Virol. 2001 Mar; 82 (Pt 3):591-6
[209] Cancer Biol Med. 2016 Dec; 13 (4): 483–488
[210] AIDS Res Hum Retroviruses. 2008 May;24 (5):717-23
[211] ①Rev Med Virol. 2005 May-Jun;15 (3):179-211 ②Arthritis Rheum.

[161] J Clin Endocrinol Metab. 1996 Dec;81（12）:4244-8
[162] Diabetes. 2003 Feb;52（2）:487-91
[163] J Nutr Biochem. 2014 Apr; 25（4）: 439–445
[164] J Biol Chem. 2014 May 23; 289（21）: 14941–14954
[165] ①BMC Immunol. 2015; 16: 28 ②Clin Med Insights Cardiol. 2014; 8（Suppl 3）: 23–33 ③PLoS One. 2015; 10（5）: e0127003 ④PLoS One. 2012; 7（10）:e47845
[166] Oxid Med Cell Longev. 2018 Apr 22;2018:2151429
[167] J Immunol. 2006 Dec 1;177（11）:7794-801
[168] ①J Biol Chem. 2008;283（48）:33536–43 ②Proc Natl Acad Sci U S A. 1999;96（10）:5528–32 ③J Lipid Res. 1999;40（5）:967–72

第3章

[169] FASEB J. 2010 Dec;24（12）:4948-59
[170] Gastroenterology. 2016 Nov;151（5）:923-932
[171] Cell Host Microbe. 2018 Apr 11;23（4）:458-469.e5
[172] Journal of Neuroscience 10 September 2018, 0789-18
[173] J Clin Invest. 2012 Jan;122（1）:153-62
[174] J Neuroinflammation. 2018 May 17;15（1）:147
[175] ①Parkinsons Dis. 2011 Jan 18;2011:487450 ②Am J Nucl Med Mol Imaging. 2018; 8（2）: 86–99 ③Front Aging Neurosci. 2018 Feb 22;10:42 ④Front Immunol. 2017;8:1064 ⑤Biochimie. 2016;121:11-20 ⑥Gut. 2017;pii:314759
[176] PLoS One. 2018 Oct 3;13（10）:e0204941
[177] Cell. 2018 Jan 11;172（1-2）:162-175.e14
[178] ①J Nutr. 1992 Feb;122（2）:294-305 ②Am J Pathol. 1991 Apr;138（4）:1005-14
[179] Arterioscler Thromb Vasc Biol. 2014 Aug;34（8）:1731-8
[180] Cell Host Microbe. 2018 Apr 11;23（4）:458-469.e5
[181] Diabetes. 2004 Feb;53 Suppl 1:S43-50
[182] Curr Opin Lipidol. 2015 Apr;26（2）:73-81
[183] Gut 2014; 63:116–124
[184] J Lipid Res. 2003 Mar;44（3）:576-83
[185] Immun Ageing. 2012 Aug 28;9（1）:18
[186] J Virol. 2005 Mar;79（6）:3675-83
[187] ①Lancet. 1990 Sep 15;336（8716）:644-8 ②Nat Rev Immunol. 2011 Feb;11（2）:98-107
[188] ①Alternative Medicine Confronts Big Science 2–48（New York Univesity Press, 1997） ②The True Story of the Efforts to Suppress an Alternative Treatment for Cancer, AIDS, and Other Immunologically Based Diseases.（H. J. Kramer, 1991）

[134] ①J Pharmacol Exp Ther. 2006 May;317 (2):571-8 ②World J Gastroenterol. 2008 Jan 14;14 (2):200-2 ③Ann Rheum Dis. 2012 May;71 (5):737-45 ④J Gastroenterol. 2014 Dec;49 (12):1557-66
[135] ①Proc Natl Acad Sci U S A. 2001 Nov 20;98 (24):13681-6 ②Immunology. 2006 May;118 (1):112-21 ③Gut. 2007 Jul;56 (7):982-90 ④Ann Rheum Dis. 2012 May;71 (5):737-45 ⑤Sci Rep. 2014 Aug 29;4:6234
[136] Mol Metab. 2017 Feb; 6 (2): 174–184
[137] Sci Rep. 2014 Aug 29;4:6234
[138] J Lipid Res. 2018 Jul 27. pii: jlr.R087510
[139] ①Biochimie. 2014 May;100:88-94 ②Antioxid Redox Signal. 2007 Dec;9 (12):2277-93
[140] ①Trends Endocrinol Metab. 2012 Mar;23 (3):142-53 ②Am J Physiol Heart Circ Physiol. 2013 Sep 1;305 (5):H634-43 ③J Biol Chem. 2007 Oct 26;282 (43):31257-66 ④J Biol Chem. 2010 Feb 19;285 (8):5748-58
[141] Exp Physiol. 2018 Sep 4
[142] ①Nutrition. 2015 Oct;31 (10):1266-74 ②Anim Sci J. 2017 Aug;88 (8):1100-1106
[143] Cell Metab. 2018 May 1;27 (5):1096-1110.e5
[144] FASEB J. 2009 Jun;23 (6):1920-34
[145] Proc Natl Acad Sci U S A. 1990 Feb; 87 (4):1620-4
[146] N Engl J Med. 1997 Apr 10; 336 (15):1066-71
[147] J Biol Chem. 1998 Nov 20; 273 (47):30961-72
[148] J Inflamm (Lond). 2011 Mar 16;8:8
[149] Cell Metab. 2008 Jan;7 (1):45-56)
[150] ①Curr Biol. 2017;27 (3): 423–30 ②PLoS One. 2015; 10 (5): e0126732 ③Proc Natl Acad Sci U S A. 2009; 106 (42):17787–92 ④J Clin Invest. 2009; 119 (3): 573–81
[151] ①Anesthesiology. 2011 Feb; 114 (2):239-42 ②Curr Pharm Des. 2005; 11 (24):3185-99
[152] Nat Med. 2005 Feb;11 (2):183-90
[153] ①Int J Obes. 2009;33 (1):54–66 ②Nat Med. 2012;18 (3):363–74. ③J Lipid Res. 2005;46 (11):2347–55
[154] J Clin Endocrinol Metab. 2012 Jan;97 (1):208-16
[155] ①J Lipid Res 2007;48:1905-1914 ②Clin Chem. 2008 Jun;54 (6):945-55
[156] ①J Biol Chem. 2009 Feb 27;284 (9):5915-26 ②Diabetes. 2007 Jul; 56 (7):1761-72
[157] Handb Exp Pharmacol. 2015;224:483-508
[158] J R Soc Interface. 2018 Feb;15 (139). pii: 20170941
[159] PLoS One. 2014 May 14;9 (5):e97675
[160] Diabetes. 2010 Sep;59 (9):2117-25

1694
[102] Archives of internal medicine (Chicago, Ill. : 1908); 1947 Jun ; 79 (6) 614-21
[103] J Clin Invest. 1962 Dec;41:2173-81
[104] Anat Rec. 1966 Mar;154 (3):651-60
[105] Circ Shock. 1981;8 (4):425-33
[106] J Clin Endocrinol Metab. 1984 Apr;58 (4):710-6
[107] J Exp Med. 1983 Apr 1;157 (4):1360-5
[108] Nature. 1985 Aug 8-14;316 (6028):552-4
[109] ①J Clin Invest. 1995 May;95 (5):2409-15 ②J Clin Invest. 1996 Feb 15;97 (4):1111-6)
[110] ①Proc Natl Acad Sci U S A. 1994 May 24;91 (11):4854-8 ②J Biol Chem. 1993 Dec 15;268 (35):26055-8)
[111] Nature. 2002 Nov 21;420 (6913):333-6
[112] Mol Metab. 2017 Feb; 6 (2): 174–184
[113] Diabetes. 2008 Sep;57 (9):2438-44
[114] J Biol Chem. 2002 Dec 13;277 (50):48115-21
[115] Proc Natl Acad Sci U S A. 2009 Dec 8;106 (49):20853-8
[116] ①Cell. 2005 Apr 8;121 (1):115-25 ②Proc Natl Acad Sci U S A. 2009 Dec 8;106 (49):20853-8
[117] Brain Behav Immun. 2013 May;30:24-32
[118] Proc Natl Acad Sci U S A. 2012 Apr 17;109 (16):6325-30
[119] Brain Behav Immun. 2013 May;30:24-32
[120] J. Med. Hypotheses Ideas 8, 44–47 (2014)
[121] ①Nutr Rev. 2011 Jun; 69 (6): 10.1111 ②Biochem Biophys Res Commun. 2012 Oct 5;426 (4):480-5
[122] ①Science. 2010 Apr 9; 328 (5975): 228–231 ②J Immunol. 2013 Jun 1; 190 (11): 5676–5688
[123] Nutrients. 2017 Oct; 9 (10): 1158
[124] Diabetes. 2005 Jun;54 (6):1640-8
[125] Proc Natl Acad Sci U S A. 2014 Jul 1;111 (26):9597-602
[126] Diabetes. 2008 May;57 (5):1216-26
[127] Physiol Res. 2016 Jun 20;65 (2):193-207
[128] ①J Nutr Metab. 2012;2012:539426 ②Mediators Inflamm. 2018; 2018: 8261432
[129] J Clin Endocrinol Metab. 2012 Jan;97 (1):208-16
[130] ①Gut. 2007 Jul;56 (7):982-90 ②Immunology. 2006 May;118 (1):112-21
[131] ①J Clin Invest. 2006 Nov 1; 116 (11): 3015–3025 ②J Biol Chem. 2005 Oct 21;280 (42):35361-71
[132] Gut Liver. 2012 Apr; 6 (2): 149–171
[133] ①Gut. 2007 Jul;56 (7):982-90 ②Immunology. 2006 May;118 (1):112-21

(7121):860-7
[77] ①Sci Rep. 2016;6:28990 ②Am J Pathol. 2013;182:375–387
[78] Front Immunol. 2018 May 16;9:1055
[79] Nutr Rev. 2002 Oct; 60 (10 Pt 2):S1-14; discussion S68-84, 85-7.
[80] Front Cell Infect Microbiol. 2018 May 9;8:147
[81] Obesity (Silver Spring). 2009 Apr; 17 (4):648-56
[82] ①J Family Community Med. 2006 Sep-Dec; 13 (3): 97–102 ②Indian Heart J. 2016 Mar-Apr; 68 (2): 132–137)
[83] ①Mol Aspects Med. 2012 Feb; 33 (1):35-45 ②Eur J Immunol. 2016 Aug; 46 (8):1970-83 ③J Immunol. 2014 Jan 1;192 (1):136-44
[84] ①Arthritis Rheum. 2012 Nov;64 (11):3564-73 ②Clin Exp Immunol. 2013 Jan;171 (1):63-8 ③J Clin Invest. 2006 Feb;116 (2):447-55)
[85] Proc Natl Acad Sci U S A. 2015 Jan 13;112 (2):482-7
[86] FEBS Lett. 2017 Oct;591 (19):3061-3088
[87] ①Biochem Biophys Res Commun. 2000 Oct 14;277 (1):128-33 ②Lipids. 1997 May;32 (5):497-506 ③Philos Trans R Soc Lond B Biol Sci. 2014 Jul 5; 369 (1646): 20130446)
[88] PLoS Biol. 2013;11 (2):e1001485
[89] ①Nature. 2014 Aug 14;512 (7513):190-3 ②Nature. 1995 Sep 14;377 (6545):151-5 ③Nature. 2001 Feb 8;409 (6821):729-33 ④Nat Med. 2000 Aug;6 (8):924-8 ⑤J Clin Invest. 2004 Dec;114 (11):1666-75 ⑥Nat Med. 1997 Oct;3 (10):1096-101 ⑦Science. 2004 Oct 15;306 (5695):457-61 ⑧PLoS One. 2011;6 (10):e26947 ⑨Nat Med. 2005 Feb;11 (2):183-90 ⑩Cell Metab. 2008 Jan;7 (1):45-56
[90] Free Radic Biol Med. 2013 Oct;63:390-8
[91] Sci Transl Med. 2015 Sep 9; 7 (304): 304re7
[92] ①J Biol Chem. 2018 Apr 13;293 (15):5731-5745 ②Diabetologia. 2013 Jul;56 (7):1638-48
[93] Nature. 2001 Feb 8;409 (6821):729-33
[94] ①Calcif Tissue Int. 2018 Apr; 102 (4): 433–442 ②Diabetes. 2009 Apr; 58 (4):773-95
[95] J Clin Invest. 1985 Jul; 76 (1): 149–155
[96] Physiol Rev. 2013 Jul;93 (3):993-1017
[97] ①PLoS One. 2013 May 21;8 (5):e63983 ②Sci Rep. 2015 Oct 29;5:15878
[98] ①Cell. 2015 Feb 12;160 (4):745-758 ②Cell Metab. 2016 Jun 14;23 (6):1154-1166
[99] ①Obesity (Silver Spring). 2009 Jul;17 (7):1326-31 ②Ciba Found Symp. 1982;87:120-31
[100] Am J Physiol Endocrinol Metab. 2010 Nov;299 (5):E808-15
[101] ①Mol Cell Proteomics. 2018 Aug 31. pii: mcp.RA118.000961 ②J Lipid Res. 2018 Oct;59 (10):1977-1986 ③J Lipid Res. 2018 Sep;59 (9):1685-

253–267　③Life Sci. 2018 Feb 1;194:111-119
［51］ JCI Insight. 2018; 3（9）
［52］ ①Sci Transl Med. 2009 Nov 11; 1（6）:6ra14　②Nature. 2006 Dec 21;444（7122）:1027-31
［53］ ①Gastroenterology. 2012 May; 142（5）:1100-1101.e2　②PLoS One. 2014; 9（9）:e108577
［54］ Adv Exp Med Biol. 2016;874:289-300
［55］ ①Cell Host Microbe. 2015 Oct 14; 18（4）:489-500　②J Physiol Pharmacol. 2011 Dec; 62（6）:591-9
［56］ ①Science. 2011 Oct 14;334（6053）:255-8　②Proc Natl Acad Sci U S A. 2008 Dec 30;105（52）:20858-63　③Science. 2006 Aug 25;313（5790）:1126-30
［57］ J Neuroinflammation. 2018 Jun 22;15（1）:190
［58］ ①Dose Response. 2017 Jan-Mar; 15（1）: 1559325816688527　②Rev Inst Med Trop Sao Paulo. 2003 Mar-Apr;45（2）:65-7）
［59］ ①J Biomed Phys Eng. 2018 Mar 1;8（1）:141-146　②Int Orthod. 2018 Sep;16（3）:562-570）
［60］ J Microbiol. 2017 Oct;55（10）:809-815
［61］ Sci Rep. 2018 Jul 20;8（1）:10974）
［62］ ①Arthritis Rheum. 2008 Jun; 58（6）:1576-81　②Rev Infect Dis. 1989 Jan-Feb;11（1）:105-7
［63］ Proc Natl Acad Sci U S A. 1985 Aug; 82（15）:5117-20
［64］ Nat Med. 2007 May; 13（5）:567-9
［65］ BMC Immunol. 2012 Mar 21;13:13
［66］ J Leukoc Biol. 2001 Dec; 70（6）:849-60
［67］ J Clin Invest. 1994 Oct; 94（4）:1365-72
［68］ J Leukoc Biol. 2018 Jul 10

第2章

［69］ Cell. 2018 Jan 11;172（1-2）:22-40
［70］ ①Mediators Inflamm. 2018 Jan 30;2018:7026198　②Calcif Tissue Int. 2018 Apr;102（4）:433-442
［71］ ①Dis Model Mech. 2012 Sep;5（5）:588-94　②Annu Rev Immunol. 2011;29:415-45　③Nat Med. 2012 Sep;18（9）:1407-12　④Nat Commun. 2017; 8: 1087　⑤J Clin Invest. 2017 Mar 1;127（3）:1019-1030
［72］ Front Physiol. 2018; 9: 70
［73］ JPEN J Parenter Enteral Nutr. 2013 Nov;37（6）:746-54
［74］ Endocrinology. 2006 Nov;147（11）:5340-51
［75］ ①J Biol Chem. 2003 Mar 14;278（11）:9850-5　②Nat Rev Immunol. 2008 Dec;8（12）:923-34
［76］ ①Aging（Albany NY）. 2010 Jun;2（6）:361-8　②Nature. 2006 Dec 14;444

Microbiology 23 July 2018
[27] Nature Communications, 2018; 9 (1)
[28] JAMA Ophthalmol. 2018 Aug 9
[29] Annals of internal medicine. 2018 Jul 17
[30] ①Nat Rev Microbiol. 2016 Jan;14 (1):20-32 ②Gut. 2013 Sep;62 (9):1306-14)
[31] Clin Transl Gastroenterol. 2018 Jun 19;9 (6):162
[32] PNAS 2014 August, 111 (33) 12228-12233
[33] ①PLoS One. 2012;7 (10):e46571. ②Nihon Geka Gakkai Zasshi. 1996 Sep;97 (9):726-32
[34] ①Masui. 2006 Jun;55 (6):699-703 ②J Cardiothorac Vasc Anesth. 2002 Aug;16 (4):441-6
[35] ①J Pathol 2013; 230: 350–355 ②Carcinogenesis. 2017 Feb 1;38 (2):119-133)
[36] Clin Mater. 1994;17 (4):157-63
[37] Int J Radiat Oncol Biol Phys. 2008 Jul 15;71 (4):1006-13
[38] ①Safety of probiotics to reduce risk and prevent or treat disease. (Agency for Healthcare Research and Quality, Rockville, 2011) Report No: 11-E007 ②Clin. Infect. Dis. 2015;60 (Suppl 2):S2 ③Clin. Infect. Dis. 2002;35:1155–1160 ④Clin. Infect. Dis. 1995;21:1460–1462 ⑤Clin. Microbiol. Infect. 1999;5:290–292.
[39] Appl Environ Microbiol. 2018 Aug 31. pii: AEM.01408-18
[40] ①Cell, 2018; 174 (6): 1388 ②Nat Rev Microbiol. 2011 Nov 21; 10 (1):66-78 ③Immunology. 2013 Jan; 138 (1): 1–11
[41] ①J. Clin. Gastroenterol. 2010; 44: S42-S46 ②Appl. Environ. Microbiol. 2000; 66: 2578-2588
[42] Cell, 2018; 174 (6): 1406
[43] ①Nat Rev Microbiol. 2009 Aug; 7 (8): 555–567 ②Front Microbiol. 2016 Aug 17;7:1230
[44] ①Am J Infect Control. 2004 Dec; 32 (8):470-85 ②Annu Rev Microbiol. 2000;54:49-79 ③Curr Opin Infect Dis. 2010 Jun;23 (3):208-16.
[45] ①Lancet. 2017 Aug 5;390 (10094):613-624 ②Front Genet. 2017 Feb 27;8:20 ③Cell Rep. 2016 Feb 16;14 (6):1395-1407)
[46] ①PLoS One. 2010 Jan 20;5 (1):e8804 ②J Clin Invest. 2011 Aug;121 (8):3088-93)
[47] ①Microbiol Spectr. 2017 Apr;5 (2) ②Epidemiol Infect. 1997 Oct;119 (2):183-201)
[48] ①BMC Microbiol. 2016 Jan 13;16:5 ②Therap Adv Gastroenterol. 2016 Mar; 9 (2): 229–239 ③Clin Endosc. 2016 May; 49 (3): 257–265
[49] ①Microbiome. 2017 May 15; 5 (1):55 ②PLoS One. 2018; 13 (1):e0190997)
[50] ①Intest Res. 2018 Jan; 16 (1): 142–146 ②Gut Microbes. 2017; 8 (3):

References（参考文献）

第 1 章

［1］ Scientific Reports, 2018; 8 (1)
［2］ Proc Nutr Soc. 2003 Feb; 62(1):67-72
［3］ Nature. 2009 Oct 29; 461(7268): 1282–1286
［4］ Mucosal Immunol. 2014 Jul;7(4):775-85
［5］ Cell. 2015 Dec 3;163(6):1444-56
［6］ J Exp Med. 2014 Jul 28;211(8):1571-83
［7］ J Nutr. 2011 May;141(5):769-76
［8］ ①Nature. 2006 Dec 21;444(7122):1022-3 ②Proc Natl Acad Sci U S A. 2004 Nov 2;101(44):15718-23 ③Proc Natl Acad Sci U S A. 2007 Jan 16;104(3):979-84
［9］ Trends Mol Med. 2018 Mar;24(3):304-318
［10］ ①Cold Spring Harb Perspect Biol. 2018 Jan 2;10 (1). pii: a029314 ②Gastroenterology. 2016 Oct;151 (4):616-32
［11］ ①J Nutr. 2011 Sep;141 (9):1635-42. Epub 2011 Jul 20 ②J Lipid Res. 2004 Aug;45 (8):1418-28. Epub 2004 Jun 1. ③Alcohol Clin Exp Res. 2012 May;36 (5):835-46
［12］ Gut. 2014 Jun; 63 (6):928-37
［13］ Clin Sci (Lond). 2018 Jan 19;132 (2):199-212
［14］ Science 09 Mar 2018:Vol. 359, Issue 6380, pp. 1156-1161
［15］ Am J Pathol. 2013 Jan; 182 (1): 192–205
［16］ ①Clin Exp Rheumatol. 2018 Jan 15 ②World J Gastroenterol. 2014 Jun 21;20 (23):7403-15 ③World J Gastroenterol. 2014 Sep 28; 20 (36): 13060–13070
［17］ Ann Allergy Asthma Immunol. 2017 Jul;119 (1):54-58
［18］ JAMA Pediatr. 2018 Apr 2:e180315
［19］ ①J Gerontol. 1966 Jul; 21 (3):380-7 ②Jikken Dobutsu. 1991 Oct; 40 (4):517-22
［20］ Biomater Artif Cells Artif Organs. 1989;17 (3):341-51
［21］ J Strength Cond Res. 2015 Feb;29 (2):552-8
［22］ Proc Natl Acad Sci U S A. 2004 Nov 2;101 (44):15718-23
［23］ BMC Microbiol. 2014; 14: 240
［24］ Nat Commun. 2018 Jul 20;9 (1):2872
［25］ ①Int Dairy J 20 (4):281-291 April 2010 ②Trends Mol Med. 2014 Sep; 20 (9):509-18
［26］ ①Gut Pathog. 2017; 9: 44 ②Viruses. 2018 Apr; 10 (4): 146 ③Nat Rev Gastroenterol Hepatol. 2017 Oct; 14 (10): 573–584 ④Nature

おわりに

心身の不調というのは結果です。結果には必ず原因があります。その原因とメカニズムをメタ炎症と微生物という大変重要な視点から詳述してきました。本書で、まさに「病はリポリシスから」ということを再認識していただいたと思います。リポリシス（脂肪分解）が起こる大きな原因として本書では、プーファ（多価不飽和脂肪酸）の摂取と微生物の存在にハイライトをあてました。

プーファの過剰摂取や、小腸および血液内に微生物が増加することによって、全身の炎症が引き起こされます。この炎症が脂肪組織でリポリシスを引き起こします。

このリポリシスが引き金となって、全身のインシュリン抵抗性および脂肪をエネルギーとして燃焼させるシックネス・メタボリズム（病気の代謝）にスイッチしていきます。その結果、糖尿病、肥満、動脈硬化などのメタボリック症候群だけでなく自己免疫疾患やガンを含むあらゆる慢性病にまで発展していきます。これが本当の「メタボリック・ドミノ」現象です。

リポリシスという脂肪組織の脂肪分解によって、肥満が引き起こされるというパラドックス（「脂肪分解パラドックス」と命名しています）が、本書で明確にできたと思います。リポリシス（脂肪分解）とファット・バーン（脂肪燃焼）は、セットで逆に肥満を引き起こすというパラドックス（逆説）を生み出すのです（もちろん肥満だけでなく、あらゆる慢性病を引き起こす）。

本書の内容は、私が提唱する「形態形成維持」という生命の中心システムから深く探究したものですが、この探究のきっかけとなったのは、自然療法家の有馬陽子先生に依頼された基礎医学講座でした。本当の医学を生徒さんに教えてほしいというご依頼を受けて、今までの基礎医学をすべて総ざらいいたしました。その中で、さらに免疫の本質が見えてきました。この機会を与えていただき、伴走していただいた有馬陽子先生にはあらためて深く感謝いたします。

また、いつものように家族の強い励まし、および鉱脈社のスタッフの方々の熱いご支援を受けて本書が誕生いたしました。ここに深謝いたします。特に私と同じ道を歩き出した娘たちが、私の本を読んで理解できるようになったことは望外の喜びでした。

前著『新・免疫革命』および本書『続・免疫革命』ＤＶＤ版と併せて、本書を何度も復習して頂ければ幸いです。

二〇一八年晩秋

著者略歴

﨑谷　博征（さきたに　ひろゆき）

総合医、脳神経外科専門医、医学博士、パレオ協会代表理事、日本ホリスティック療法協会理事。エネルギー量子医学会会長。
＊1968年　奈良県生まれ
＊奈良県立医科大学・大学院卒業
＊脳神経外科専門医、ガンの研究で医学博士取得。

国立大坂南病院、医真会八尾病院を経て、私立病院の副院長をつとめる。現在、ガン、難病、原因不明の慢性病を対象にした治療を確立し、根本治療指導に従事している。

生物学・人類学・考古学・物理学など学問の垣根を取り払い横断的に研究。「原始人食」（﨑谷式パレオダイエット）およびパレオライフスタイルを確立。「リーキーガット」「リーキースキン」「リーキーセル」「リーキーベッセル」「プーファ（PUFA）」「リポリシス」「健康の場（ヘルスィネス・フィールド）」「病気の場（シックネス・フィールド）」「ガンの場の理論」「形態形成維持」という概念を日本で初めて定着させた。パレオ協会を通じて栄養学およびライフスタイル改善の啓蒙を行っている。またエネルギー量子医学会を立ち上げ、最先端のサイエンスである量子、情報のレベルで生命現象を追求している。全国で医師・治療家および一般の方々を対象に講演・啓蒙活動を行っている。

＊著書に『患者見殺し医療改革のペテン』『グズな大脳思考デキる内臓思考』『医療ビジネスの闇』（共に韓国訳出版）、『原始人食で病気は治る』（台湾訳も出版）、『間違いだらけの食事健康法』、『この４つを食べなければ病気にならない』（中国語訳も出版）、『ガンの80％は予防できる』『「プーファ」フリーであなたはよみがえる！』『病はリポリシスから』『糖尿病は“砂糖”で治す！』『ガンは安心させてあげなさい』『新・免疫革命』
共著に『悪魔の思想辞典』。『日本のタブー（悪魔の思想辞典２）』がある。

健康常識パラダイムシフトシリーズ6
メタ炎症の秘密
慢性病は現代食から
続 新・免疫革命

二〇一八年十二月十九日　初版発行
二〇二三年　三　月十九日　六刷発行

著　者　﨑谷博征 ©
発行者　川口敦己
発行所　鉱　脈　社
〒八八〇‐八五五一
宮崎市田代町二六三番地
電話　〇九八五‐二五‐一七五八

印刷　有限会社　鉱　脈　社
製本　日宝綜合製本株式会社

印刷・製本には万全の注意をしておりますが、万一落丁・乱丁本がありましたら、お買い上げの書店もしくは出版社にてお取り替えいたします。（送料は小社負担）

© Hiroyuki Sakitani 2018

著者既刊本

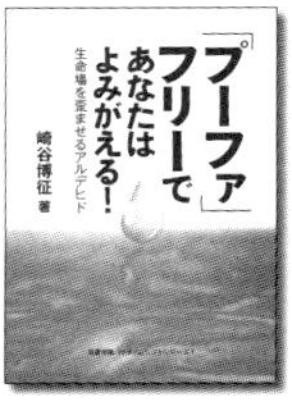

健康常識パラダイムシフトシリーズ1

「プーファ」フリーであなたはよみがえる！

生命場を歪ませるアルデヒド

四六判上製〔1600円＋税〕

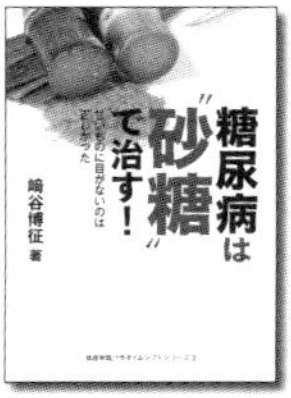

健康常識パラダイムシフトシリーズ3

糖尿病は〝砂糖〟で治す！

甘いものに目がないのは正しかった

四六判上製〔1800円＋税〕

著者最新刊

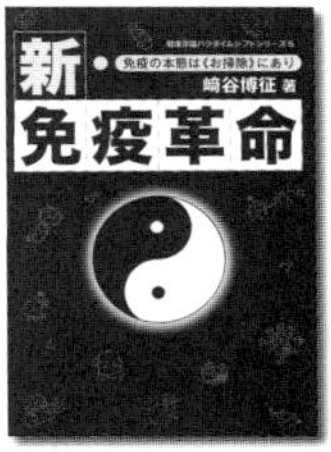

健康常識パラダイムシフトシリーズ5

新・免疫革命

免疫の本態は《お掃除》にあり

四六判上製［2000円＋税］

著者既刊本

健康常識パラダイムシフトシリーズ4

ガンの大本は生命場の乱れにあり

ガンは安心させてあげなさい

「ガン安心療法」の最前線

四六判上製［1900円＋税］

パレオ協会

私たち人類は、とてつもない「生命力」が内蔵されています。

しかし、残念ながら現代社会ではこの「生命力」が完全に削がれています。

パレオ協会では、私たちに普遍的に内蔵されている「生命力」を引き出すことを目的としています。

人類が心身ともに健康であった狩猟採集時代の食事を含めたライフスタイル（パレオライフスタイル）を現代に復活させることで、「生命力」を引き出します。

食事（栄養学）、身体活動などを中心としたプログラムや慢性病・ガンの根本治癒についてのプログラムを提供しております。ご自分の健康を守る上で必須の知識（健康神話の真実シリーズ）をDVDにまとめておりますので、是非ご視聴ください。

また、協会ではニュースレターの定期的発行、セミナー、パレオアクティビティ（山登り、キャニオニングなど自然とのふれあい）などを通じて会員のみなさんの心身をフォローしております。この協会のコンテンツに今までの研究成果、叡智《えいち》を凝集させておりますので、ご参加いただければ幸いです。

一般社団法人パレオ協会ホームページ：http://paleo.or.jp/